儿科学临床诊断思维

主　审　蒋小云

主　编　杨轶男　王　凡

副主编　王卫凯　郝　虎

编　委（按姓氏汉语拼音排序）

邴丽娟　丁　霞　郝　虎　黄　莉　李博文

刘亚红　吕海燕　马汉伟　孙永红　陶仲宾

王　凡　王　晋　王卫凯　王永军　吴　洁

徐　晖　杨保旺　杨轶男　郑方芳　朱艳芳

U0230230

科学出版社

北　京

内 容 简 介

儿科学是一门实践性与专业性非常强的学科。如何培养一名合格、优秀的儿科临床医生，是目前儿科学教育面临的重要问题。儿科学本科专业的临床实习是医学生从接受学校教育到走向临床工作岗位的桥梁和纽带，临床实习的效果直接关系着学生的医疗能力，临床实习的质量也直接决定了医学生毕业后的工作与前途，为衔接理论与实践，故组织相关领域老师编写本书。本书采用思维导图的形式，围绕儿科学常见临床症状，通过思维导图逐一展开，将大量枯燥信息变成有条理的、有高度组织性的图，把儿科学的常见症状各级主题关系用层级图表现出来，一方面帮助理解记忆，另一方面有助于训练读者的临床诊断思维。本书旨在引导读者在面对患儿错综复杂的症状时，可以根据儿童疾病的发展过程，建立起多元思维分析能力，以便及时做出正确、合理的诊断。

本书可供儿科、临床、基础、预防、口腔等医学类专业学生使用。

图书在版编目（CIP）数据

儿科学临床诊断思维/杨轶男，王凡主编. —北京：科学出版社，2024.6

ISBN 978-7-03-078408-7

Ⅰ. ①儿⋯　Ⅱ. ①杨⋯ ②王⋯　Ⅲ. ①小儿疾病–诊疗　Ⅳ. ① R72

中国国家版本馆 CIP 数据核字（2024）第 078601 号

责任编辑：钟　慧/责任校对：宁辉彩
责任印制：张　伟/封面设计：陈　敬

科学出版社 出版

北京东黄城根北街 16 号
邮政编码：100717
http://www.sciencep.com

北京天宇星印刷厂印刷

科学出版社发行　各地新华书店经销

*

2024 年 6 月第 一 版　　开本：787×960　1/32
2024 年 6 月第一次印刷　印张：6 1/4
字数：192 000

定价：39.80 元

（如有印装质量问题，我社负责调换）

目　　录

第一章　发热 ………………………………………………… 1

第二章　咳嗽 ………………………………………………… 11

第三章　呼吸困难 …………………………………………… 16

第四章　喘息 ………………………………………………… 22

第五章　咯血 ………………………………………………… 26

第六章　黄疸 ………………………………………………… 32

第七章　新生儿感染性疾病 ………………………………… 41

第八章　新生儿惊厥 ………………………………………… 44

第九章　新生儿呼吸困难 …………………………………… 47

第十章　呕吐 ………………………………………………… 54

第十一章　呕血 ……………………………………………… 58

第十二章　便血 ……………………………………………… 66

第十三章　腹泻 ……………………………………………… 75

第十四章　心悸 ……………………………………………… 80

第十五章　晕厥 ……………………………………………… 85

第十六章　胸痛 ……………………………………………… 88

第十七章　发绀 ……………………………………………… 91

第十八章　儿童高血压 ……………………………………… 97

第十九章　头痛 …………………………………………… 101

第二十章　惊厥 …………………………………………… 105

第二十一章　贫血 ………………………………………… 110

第二十二章　血尿 ………………………………………… 114

第二十三章　少尿 ………………………………………… 119

第二十四章　多尿 ………………………………………… 126

第二十五章　尿频 ………………………………………… 129

第二十六章　关节痛 ……………………………………… 131

第二十七章　水肿 ·· 135

第二十八章　瘫痪 ·· 139

第二十九章　肥胖 ·· 144

第三十章　生长发育迟滞/智力障碍 ···················· 149

第三十一章　血糖异常 ·· 153

第三十二章　淋巴结肿大 ······································ 158

第三十三章　中性粒细胞减少症 ···························· 162

第三十四章　出血性疾病 ······································ 169

第三十五章　急性中毒 ·· 175

第三十六章　腹痛 ·· 179

第三十七章　皮疹 ·· 183

第三十八章　肝脾大 ··· 187

第三十九章　昏迷 ·· 191

参考文献 ··· 194

第一章 发 热

一、思维导图

发热诊断思维导图见图1-1。

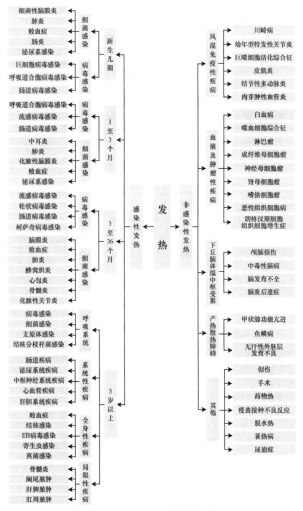

图1-1 发热诊断思维导图

发热诊断步骤见图 1-2。

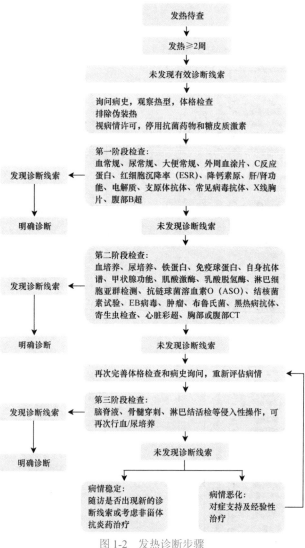

图 1-2　发热诊断步骤

二、诊断流程

根据患儿的实际情况，仔细询问病史，全面体检，并进行必要的实验室检查。

（一）病史采集

1. 病史询问 详细的病史询问是诊断工作的第一步，也是最重要的一步。

（1）详细询问发病年龄、性别、季节、地域等：患儿的年龄有助于评估发热的原因，年龄不同，所要考虑的发热原因亦不同。各年龄段儿童发热多以感染性疾病为主，尤以呼吸道感染为首位，包括病毒、支原体、细菌等，其余感染如消化道感染、局部感染（蜂窝织炎、骨髓炎等）、泌尿系感染、脑炎、传染性单核细胞增多症等有其发病的季节、地域、环境等特点；其次为结缔组织病，如幼年型特发性关节炎、系统性红斑狼疮、皮肌炎等；白血病及淋巴瘤在儿童期长期发热中亦不少见。随着年龄的增长，感染性疾病的比例逐渐下降。青少年患者更可能患有结核、炎症性肠病、自身免疫病和淋巴瘤。持续时间超过1年的反复发热患儿可能存在免疫缺陷。

（2）应详细询问接触史：包括玩耍环境、饮食习惯、传染病、动物等接触史，一些动物即使接种过疫苗，仍可携带和排泄病菌，如猫可引起猫抓病、禽类粪便可携带隐球菌、食用兔或松鼠肉可引起土拉菌病。摄入泥土是弓蛔虫（内脏幼虫移行症）感染的一个特别重要的线索，摄入受污染的食物或水对于伤寒和副伤寒的诊断具有重要价值。

（3）应详细询问患儿及家属的居住环境、疫苗接种史和旅居史，一些寄生虫感染有明显的地域特点。例如，蜱虫流行区可导致立克次体感染，布鲁氏菌病多见于牛羊较多的牧区，黑热病多见于甘肃、四川、陕西、山西、新疆和内蒙古等长江以北地区。

（4）应详细询问既往前驱感染史、全身或局部用药史等，发热的程度、热型及伴随症状，有助于鉴别诊断。吩噻嗪和抗胆碱能药物抑制出汗，麻黄碱和相关化合物可能影响体温调节控制机制，一般停药2天或1~2个半衰期可自行恢复。免疫抑制剂、广谱抗生素的使用、血管内装置的存在和全胃肠外营养等容易继发相关性感染引起发热，长期使用化疗药物的患儿（尤其是白血病患儿）在化疗期间由于中性粒细胞缺乏而引起粒细胞缺乏性发热。

（5）需要询问家族史，家庭成员中有无确诊结核病者或长期不明原因发热患者。

2. 发热持续时间与热型　发热的持续时间和热型对诊断有一定的提示作用。

（1）短期发热一般<2周，多有伴随症状或有局部体征，儿童期短时间发热多数由感染（病毒、细菌等）引起，有一定的自限性，预后好；长期发热≥2周，是临床诊断、鉴别诊断的难点；发热待查指发热持续时间>2周，体温>37.5℃，经常规检查不能确诊者；慢性低热指低热持续1个月以上。短期发热中又将发热时间≤7天称为急性发热。

（2）临床中常见的几种热型

1）稽留热（continued fever）：多为高热，常持续在40℃左右，一天内的体温波动<1℃，可持续数天或数周，多见于大叶性肺炎、伤寒、副伤寒、肾盂肾炎等。

2）弛张热（remittent fever）：多在39℃，一日体温波动>2℃，但最低温度未达到正常，多见于败血症、局灶性化脓性感染、布鲁氏菌病、风湿病及类风湿病、重症肺结核、川崎病等。

3）间歇热（intermittent fever）：一天内高热与正常体温有规律交替出现，或者高热期和无热期有规律交替出现，可见于疟疾、淋巴瘤、败血症、急性肾盂肾炎等。

4）波状热（undulant fever）：热度逐渐上升达到39℃或以上后逐渐下降至低热或体温正常，间隔一段时间后体温再次上升，如此反复出现呈波浪式，可连续数月，多见于布鲁氏菌病、恶性淋巴瘤、结缔组织病等。

5）不规则热（irregular fever）：热型无一定规律，热度高低不等，持续时间不定，体温波动较大，多见于流行性感冒、肺结核、脓毒血症、癌性发热等。

一些患儿在疾病的早期由于使用抗生素，以及不合理使用糖皮质激素，可能会使热型表现不典型，造成诊断及鉴别诊断困难，对于发热的儿童需要按照具体情况进行具体的分析而做出正确的诊断。

3. 伴随症状

（1）反复寒战：常见于大叶性肺炎、败血症、肝或胆道感染、肾周感染或尿路感染、感染性心内膜炎、急性溶血或输血反应等。

（2）皮疹：皮疹为诊断及鉴别诊断的重要依据，分为出血性皮疹和非出血性皮疹，出血性皮疹不高出皮肤、压之不褪色。

（3）眼：球结膜炎常见于川崎病、流行性出血热、斑疹伤寒等，眼睑结膜炎提示麻疹、EB 病毒感染等，葡萄膜炎提示幼年型特发性关节炎（JIA）、系统性红斑狼疮、血管炎等。

（4）淋巴结肿大：可见于多种感染，如 EB 病毒（EBV）、巨细胞病毒（CMV）、结核分枝杆菌、立克次体、细菌、真菌，或见于 JIA、亚急性坏死性淋巴结炎、肿瘤等。

（5）关节肿痛：常提示急性关节炎，部分可伴有关节腔积液，可见于急性化脓性关节炎、猩红热、布鲁氏菌病、风湿热、JIA 等。

（6）肝脾大：有助于发热疾病的辅助诊断，常见于传染性单核细胞增多症、病毒性肝炎、布鲁氏菌病、黑热病、淋巴瘤、白血病等。

（7）血液系统症状：发热伴贫血、出血常提示血液系统疾病，如白血病、再生障碍性贫血、恶性组织细胞病等。发热伴溶血，同时伴急性肾衰竭和血小板减少常提示急性溶血尿毒症综合征。

（8）泌尿系统症状：发热伴有尿频、尿急、尿痛多见于泌尿系感染，这也是小儿发热的常见原因之一。发热伴有血尿、腰腹痛提示泌尿系结石并发感染。

（9）循环系统症状：发热期间出现器质性心瓣膜杂音或原有杂音响度增强常提示心内膜炎可能；伴有心包摩擦音提示心包炎；发热伴心律失常提示心肌炎可能。

（10）神经系统症状：发热伴头痛、呕吐，甚至惊厥、昏迷常提示中枢神经系统感染，如先发热后昏迷常见于乙型脑炎、斑疹伤寒、流行性脑脊髓膜炎、中毒性痢疾等，先昏迷后发热见于脑出血、苯巴比妥中毒等。伴舞蹈症者常提示风湿性舞蹈症、系统性红斑狼疮性脑病。伴有瘫痪者要注意脑膜炎、颅内出血、急性播散性脑膜脑炎、急性感染性多发性神经根炎等。

（二）体格检查

应进行详细的体格检查，记录生命体征和体重变化。观察一般情况，检查皮肤、黏膜、甲床、淋巴结、五官、心、肺、腹、外阴、肛门、脊柱四肢、神经系统等（表 1-1）。因儿童具有特殊性，体格检查时需注意以下要点：

1. 重视体温测量 规范的测量方法、判读的标准及合适的工具都是必不可少的，测量过程中也要排除"假性发热"。小儿体温中枢发育不完善，体温可以受到多种因素的影响，电子体温计测量体温时，建议多次测量取平均值，提高测量准确性。如果只是个别/一次体温超过 37.5℃，一般情况好，无自觉症状，不属病态。

2. 观察患儿生命体征和精神状态 重视呼吸、心率、血压、毛细血管再充盈时间、血氧饱和度等生命体征。发热会影响心率和呼吸，造成心率加快、呼吸加深，体温每上升 1℃，心率约增加 18 次/min。发热患儿若出现面色异常（苍白或发绀）、嗜睡、难以安抚的烦躁等往往提示病情严重。短期的体重减轻是一个重要的信号，尽管非特异性，但是对于结核病、肿瘤和人类免疫缺陷病毒（HIV）感染等疾病有提示作用，身材矮小、生长发育迟滞可能是炎症性肠病、垂体受累或长期慢性病的线索。询问发热儿童出汗的情况，在发热时不出汗表明可能由于呕吐、腹泻或中枢性或肾性尿崩症引起脱水，还应考虑无汗性外胚层发育不良或口服药物的作用（如阿托品）等因素。

3. 皮疹 临床医生必须认真识别各种类型的皮肤损害，关注皮疹的分布和发热过程中与其他症状的相关性，必须仔细检查皮肤的特定病变和皮疹。皮肤有破损、脓肿，应考虑脓毒血症；出血点、淤血、瘀斑要考虑血液系统疾病，如白血病、再生障碍性贫血等，也可见于肺炎球菌性脑膜炎；斑丘疹通常见于病毒感染性疾病、药物过敏反应，如风疹病毒、肠道病毒、人类疱疹病毒、细小病毒 19 等的感染；瘀斑及詹韦（Janeway）斑（手掌和足底红斑或无压痛的出血性瘀点）可能表明心内膜炎，但在小儿病例中少见；脂溢性或湿疹样皮疹可能是朗格汉斯细胞组织细胞增生症的征兆；消散性皮疹提示幼年型特发性关节炎，通常是发热期间出现，随着体温的升降而出现或消散。儿童中常见出疹性疾病，如麻疹、猩红热、水痘、手足口病都有相应特征性的皮疹表现（表 1-2）。

4. 浅表淋巴结 应注意淋巴结分布部位、大小、硬度、压痛、活动度及与周围组织的粘连程度等，可为局部单个或全身性多发淋巴结肿大，包括感染性及非感染性疾病。在儿童时期最常见的是颈部淋巴结肿大，如急性化脓性淋巴结炎、传染性单核细胞增多症、EB 病毒感染、猫抓病、肺结核或 HIV 感染等，全身性淋巴结肿大多见于淋巴瘤、白血病、实体瘤等。

5.肝脾大　是儿科疾病常见的腹部异常体征，病因较多。

（三）辅助检查

实验室检查在发热的诊断中具有重要的意义，应该根据具体的病情有选择、有目的地进行，必要时反复送检提高阳性率。诊断评估的顺序可根据疾病的严重程度进行调整，先选择无创性检查，后考虑有创性检查。

通过血常规、尿常规、大便常规、红细胞沉降率（ESR）、C 反应蛋白（CRP）、降钙素原、外周血涂片等检查的资料分析，结合病史、体征提出可能的诊断，再根据具体病情选择有关的特殊辅助检查，如血液、二便、分泌物的培养或其他病原学检测，脑脊液、胸腔积液、腹水等的检测，骨髓、自身免疫抗体、组织活检、超声、CT、磁共振等检查。

（四）诊断思路

发热（fever）指病理性的体温升高，小儿体温中枢发育不完善，可以受到多种因素的影响，正常体温一般为 $36.0\sim37.0\,^\circ\mathrm{C}$。临床工作中通常将肛温 $>38.0\,^\circ\mathrm{C}$ 或腋温 $>37.5\,^\circ\mathrm{C}$ 定义为发热，$37.5\sim38\,^\circ\mathrm{C}$ 为低热，$38.1\sim38.9\,^\circ\mathrm{C}$ 为中度发热，$39\sim41\,^\circ\mathrm{C}$ 为高热，$>41\,^\circ\mathrm{C}$ 为超高热。

发热是儿童中最常见的主诉，常有伴随症状，病因复杂，一般短期发热常见于感染性疾病，尤其是病毒感染最为常见。2 周以上的长期发热病因更为复杂，往往因缺乏特异性症状，给临床诊断造成困难，因此要认真询问患儿的流行病史、传染病接触史、相关的症状和体征。儿童期发热一般多见于呼吸系统、消化系统、泌尿系统、神经系统的感染，预后多良好或为自限性疾病。

发热持续 2 周以上，体温在 $37.5\,^\circ\mathrm{C}$ 以上，经查体、常规实验室检查不能确诊者，称为发热待查或不明原因发热（fever of unknown origin，FUO），是临床诊断、鉴别诊断的难点。儿童不明原因发热的病因大体分为感染性和非感染性疾病，不同年龄阶段所考虑的病种侧重不同，最常见原因为感染性疾病，如病毒、细菌、支原体、寄生虫等。结缔组织病、自身免疫病、肿瘤是常见的非感染性发热原因。

儿童期发热是一种症状，而不是一种疾病，我们在诊断的过程中，首先要询问发热持续时间及热型，判断发热程度，询问伴随症状，仔细查体，结合全面的病史、辅助检查来判断可能的发热原因。一般情况下不应凭经验使用抗菌药，更不能无适应证使用糖皮质激素，因为它们可能会掩盖真实的病情，造成误诊、漏诊。总的来说，儿童发热的预后优于成人，其结果取决于原发疾病，在诊断过程中反复询问病史，仔细、全面、反复的体格检查，密切观察病情变化，对及时发现诊断线索具有重要意义。

儿童发热性疾病症状/体征及相关疾病见表 1-1，小儿常见出疹性疾病的鉴别诊断见表 1-2。

表 1-1 儿童发热性疾病症状/体征及相关疾病

部位	症状/体征	相关疾病
眼	睑结膜炎	麻疹、肺结核、传染性单核细胞增多症、钩端螺旋体病、回归热
	球结膜充血	川崎病、肺结核、系统性红斑狼疮、衣原体感染、组织胞浆菌病
	眼干	家族性自主神经异常、系统性红斑狼疮、结节性多动脉炎、干燥综合征
	眶周水肿	肿瘤坏死因子受体相关周期性综合征
	眼球突出	眼眶肿瘤、甲状腺毒症或转移灶
	结膜下出血	心内膜炎、旋毛虫病
	葡萄膜受累体征	结核病、幼年型特发性关节炎、弓形虫病、结节病、系统性红斑狼疮
	眼底异常体征	粟粒性肺结核、弓形虫病、血管炎
	视网膜缺血	结节性多动脉炎
口咽	异常牙列	无汗性外胚层发育不良
	咽部充血和（或）分泌物	传染性单核细胞增多症、巨细胞病毒感染、弓形虫病、川崎病或钩端螺旋体病
	鼻出血	回归热、白血病、鹦鹉热、风湿热
	牙龈肥大或炎症和牙齿脱落	白血病、朗格汉斯细胞组织细胞增多症
	咽部充血	巨细胞病毒感染、EB 病毒感染、弓形虫病、土拉菌病、钩端螺旋体病
	脓性或持续性鼻涕	鼻窦炎

部位	症状/体征	相关疾病
口咽	疱疹、溃疡	疱疹性咽峡炎、手足口病，疱疹性口炎；白塞综合征；高 IgD 综合征
淋巴结	淋巴结肿大	淋巴瘤、肺结核、巨细胞病毒感染、EB 病毒感染、HIV 感染、弓形虫病、JIA、布鲁氏菌病、猫抓病、坏死性淋巴结炎、土拉菌病、分枝杆菌感染、白血病、高 IgD 综合征
胸部	杂音	感染性心内膜炎、心房黏液瘤
	相对心动过缓	伤寒、疟疾、钩端螺旋体病、鹦鹉热、中枢热、药物热
腹部	肝大	淋巴瘤、转移性癌、回归热、肉芽肿性肝炎、噬血细胞性淋巴组织细胞增多症、Q 热、伤寒、病毒感染、沙门氏菌病、布鲁氏菌病、心内膜炎、白血病
	肝压痛	肝脓肿
	脾大	白血病、淋巴瘤、肺结核、布鲁氏菌病、感染性心内膜炎、巨细胞病毒感染、噬血细胞性淋巴组织细胞增多症、EB 病毒感染、鹦鹉热、回归热、伤寒、落基山斑疹热、坏死性淋巴结炎
	左上腹疼痛、寒战、发热	感染性心内膜炎、布鲁氏菌病
泌尿生殖器	附睾肿胀、疼痛、附睾硬结	结核病、淋巴瘤、布鲁氏菌病、钩端螺旋体病、EB 病毒感染、芽生菌病
肌肉骨骼系统	骨压痛	骨髓炎、白血病、恶性肿瘤、婴儿皮质骨肥厚
	肋脊点压痛	慢性肾盂肾炎、肾周脓肿
	过度活跃的反射	甲状腺功能亢进
	反应迟钝	家族性自主神经功能障碍
	关节压痛	JIA、系统性红斑狼疮、家族性地中海热、鼠咬热、莱姆病、性病性淋巴肉芽肿、布鲁氏菌病、高 IgD 综合征、肿瘤坏死因子受体相关周期性综合征
	肌肉压痛	布鲁氏菌病、旋毛虫病、虫媒病毒感染、皮肌炎、多动脉炎、川崎病、膈下脓肿（斜方肌压痛）
	脊椎压痛	亚急性椎体骨髓炎、感染性心内膜炎、布鲁氏菌病、伤寒

表 1-2　小儿常见出疹性疾病的鉴别诊断

疾病	病原	全身症状及其他特征	皮疹特点	发热与皮疹的特点
麻疹	麻疹病毒	发热、咳嗽、畏光、结膜炎、科氏（Koplik）斑	红色斑丘疹，自头面部→颈部→躯干→四肢，疹退后有色素沉着及细小脱屑	发热 3～4 天后出疹，出疹期为发热高峰期
风疹	风疹病毒	全身症状轻，耳后、枕部淋巴结肿大并触痛	面颈部→躯干→四肢，斑丘疹，疹间皮肤正常，退疹后无色素沉着及脱屑	症状出现后 1～2 天出疹
幼儿急疹	人疱疹病毒 6 型	主要见于婴幼儿，一般情况好，高热时可有惊厥，耳后枕部淋巴结可肿大，常伴有轻度腹泻	红色细小密集斑丘疹，头面颈及躯干部多见，四肢较少，一天出齐，次日开始消退	高热 3～5 天，热退疹出
猩红热	乙型溶血性链球菌	发热、咽痛、头痛、呕吐、杨梅舌、环口苍白圈、颈部淋巴结肿大	皮肤黏膜弥漫充血，上有密集针尖大小丘疹，全身皮肤均可受累，疹退后脱皮	发热 1～2 天出疹，出疹时高热
肠道病毒感染	埃可病毒、柯萨奇病毒	发热、咽痛、流涕、结膜炎、腹泻，全身或颈、枕后淋巴结肿大	散在斑疹或斑丘疹，很少融合，1～3 天消退，不脱屑，有时可呈紫癜样或水疱样皮疹	发热时或热退疹出
药物疹	一	原发病症状，有近期服药史	皮疹多变，斑丘疹、疱疹、猩红热样皮疹、荨麻疹等。痒感，摩擦及受压部位多	发热多为原发病引起

第二章　咳　嗽

一、思维导图

咳嗽诊断思维导图见图 2-1。

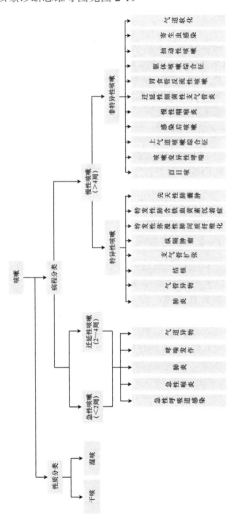

图 2-1　咳嗽诊断思维导图

二、诊断流程

（一）病史采集

咳嗽患儿的病史采集一定要尽可能的全面、细致，包括基础疾病，有无传染性疾病接触史，及可疑异物吸入史等。尤其婴幼儿曾出现过进食后突然的呛咳，经久不愈，要高度重视。

注意询问患儿年龄，起病的缓急、病程长短，居住环境，是否有呼吸道感染史；咳嗽时有无咳痰、痰液性状、颜色、有无臭味、诱发因素等；咳嗽性质、时相，咳嗽时有无其他伴随症状，如声嘶、活动后气促、发绀、频繁眨眼等；有无过敏性疾病或家族过敏史。

（二）体格检查

在接诊长期咳嗽的患儿时，首先检查患儿胸廓是否对称，有无凹陷、畸形等，是否有发绀、杵状指（趾）。重点应检查患儿咽部有无鼻后分泌物，双肺叩诊为鼓音、过清音，还是实变体征。听诊双侧呼吸音是否对称，有无啰音、摩擦音、哮鸣音、喘鸣音等，不要忽略了耳鼻喉的相关检查。

（三）辅助检查

血常规检查可以帮助临床判断有无合并感染及感染的大概类型。X 线胸片检查是咳嗽患儿的首选评估方法，可以及时有效诊断特异性咳嗽；若 X 线胸片检查不能明确病因时，需进一步完善胸部 CT 检查。痰培养、咽拭子、痰液抗酸染色、支原体或衣原体抗体测定等可明确病原菌。慢性咳嗽可选择呼出气一氧化氮（FeNO）检查，可以反映气道的嗜酸性粒细胞炎症水平，尤其建议对高度怀疑咳嗽变异性哮喘患儿进行 FeNO 检测；3～5 岁的患儿可行脉冲振荡检查，6 岁以上患儿推荐常规肺通气功能检查，必要时可完善支气管舒张试验，了解肺部属于阻塞性还是限制性病变；对怀疑过敏相关的慢性咳嗽患儿，建议完善变应原检查，但不推荐作为常规检查手段；鼻内镜检查有助于鉴别上气道所致的咳嗽；常规检查不能明确病因，且经药物治疗症状改善不明显时，建议进一步完善支气管镜检查；肺穿刺活检有助于疑难、罕见症的诊断。

（四）诊断思路

咳嗽本质上是人体呼吸道固有的生理功能，是呼吸道对外界刺激的一种保护性反射，也是呼吸系统常见病症和就诊原因。调查显示，每年因咳嗽反复就诊 5 次以上的患儿超过了 75%。临床对咳嗽的分类方法主要有：根据有痰、无痰分为干咳和湿咳；根据咳嗽持续时间分为急性咳嗽（<2 周）、迁延性咳嗽（2~4 周）、慢性咳嗽（>4 周）。

干咳多见于咳嗽变异性哮喘、气道异物、肺炎、支气管内膜结核等，湿咳常见于上气道咳嗽综合征、支气管炎、支气管扩张、空洞性肺结核等。根据痰液性状、颜色也可以找到诊断线索，如脓性痰多为肺部化脓性感染、脓胸、肺脓肿等所致；厌氧菌感染时痰液有恶臭；无色或黄白色黏痰为支气管炎，红色或棕红色痰液为肺结核，红褐色或巧克力色痰为肺阿米巴病，棕褐色为肺含铁血黄素沉着症。

急性咳嗽的最常见原因为急性上呼吸道感染，但有超一半的患儿咳嗽持续时间会超过 10 天，转为迁延性咳嗽，甚至发展成慢性咳嗽。

慢性咳嗽又分为特异性和非特异性，相较于前者，后者没有明确的病因，咳嗽为主要或唯一表现，但两者又相互融合交叉，有时很难用明确的界限划分开。既往全国多中心研究提示中国儿童慢性咳嗽病因前 3 位为咳嗽变异性哮喘（CVA）、上气道咳嗽综合征（UACS）和感染后咳嗽（PIC）。不同年龄段慢性咳嗽的病因又有所不同，约一半的 1 岁以内的婴儿主要由气道异物引起；6 岁以内的儿童主要病因为 PIC、CVA、UACS，婴幼儿仍要警惕支气管异物的可能；6 岁及以上儿童慢咳的主要病因为 UACS、CVA；6~14 岁儿童多见躯体性咳嗽综合征。

儿童慢性咳嗽的疾病谱庞杂多样，往往是某些疾病诊断的起点，只有熟练掌握儿童慢性咳嗽不同年龄段的病因，才能给予及时正确的诊治。

（1）CVA：是引起儿童慢性咳嗽的常见原因，是哮喘的一种特殊类型，慢性气道炎症反应和气道高反应性是其主要发病机制。临床主要表现为反复或持续发作的慢性刺激性干咳，且咳嗽为唯一或主要症状，夜间或清晨明显，冷空气和运动刺激会加重咳嗽症状，无其他呼吸道感染表现，有季节性发病特点，双肺听诊无哮鸣音，支气管舒张试验阳性，部分患儿有家族或个人过敏性疾病史，规范抗菌药物治疗无效，支气管舒张剂可缓解咳嗽症状。

（2）UACS：又称"鼻后滴漏"，咳嗽有痰，为白色泡沫稀痰或黄绿色脓痰，咽后壁可见黏性分泌物，以晨起、夜间或体位变化时咳嗽明显，伴有鼻塞、流涕、打喷嚏、鼻痒、头痛、咽后异物感等症状，是引起儿童湿性咳嗽的主要原因之一。常见病因有过敏性鼻炎、鼻窦炎、腺样体肥大等。鼻黏膜可见充血、肿胀或苍白水肿、稀水样或黏性分泌物。

（3）气管异物：指异物进入、停留或嵌顿于气管或支气管内，造成气道部分或完全阻塞，是危及儿童生命的潜在急症，多见于3岁以下儿童。常见异物为花生米、瓜子等坚果类。临床主要表现为剧烈呛咳、憋气、喘息、呼吸困难，甚至窒息，异物长期刺激气道黏膜可表现为慢性咳嗽。胸部CT、三维重建及支气管镜检查有助于诊断。

（4）迁延性细菌性支气管炎（PBB）：是由细菌引起的慢性支气管内膜感染性疾病，常见致病菌为流感嗜血杆菌、肺炎链球菌等。咳嗽有痰，抗菌药物治疗2周咳嗽症状可明显好转，痰或支气管肺泡灌洗液细菌培养阳性。

（5）PIC：指呼吸道感染经治疗后急性症状消失，咳嗽迁延不愈，病程绵长，X线胸片检查未见异常表现的病症，是慢性咳嗽的主要病因之一，也极易与其他慢性咳嗽病因混杂和重叠。发病机制尚未完全清楚，主要与呼吸道炎症、呼吸道黏膜受损及气道高反应性相关。近期有明确的呼吸道感染病史，呈刺激性干咳，持续超过4周，可伴有少量白色黏痰，X线胸片未见明显异常或仅显示为双肺纹理增多，肺通气功能正常，或呈现一过性气道高反应，除外其他原因引起的慢性咳嗽。PIC通常为自限性，如果咳嗽病程超过8周，应再次评估诊断。

（6）胃食管反流性咳嗽（GERC）：以慢性咳嗽为唯一或突出症状的一种特殊类型胃食管反流病，是慢性咳嗽的常见病因之一。当慢性咳嗽患者伴有嗳气、反酸、烧心等症状时，应高度怀疑GERC的可能。GERC多为干咳或伴有少许白色黏痰，白天症状明显，夜间减轻，与进食和体位有关。24小时食管pH监测和食管阻抗-pH监测能探测异常酸反流，是GERC敏感且特异的辅助检查，后者是目前胃食管反流监测的金标准。

（7）支气管扩张（BE）：由于长期气道炎症、阻塞导致气道上皮和黏膜纤毛功能异常，痰液不易排出，造成气道破坏、重塑、扩张，临床表现为长期、反复呼吸道感染，慢性咳嗽、咳痰。BE 分为先天性和后天性，感染是后天性 BE 的主要原因。气管异物、支气管淋巴结结核等引起的气管阻塞可造成局限性 BE。高分辨率 CT 可见"印戒征""轨道征""树芽征"等征象。

（8）百日咳：由百日咳鲍特菌引起的呼吸道传染病，临床表现为阵发性咳嗽，终末伴有深长"鸡鸣样"吸气性回声，新生儿和小婴儿常无典型痉挛性咳嗽，多表现为屏气发作、呼吸暂停和面色发绀。病原学阳性是百日咳感染的诊断金标准。需要注意腺病毒、呼吸道合胞病毒、肺炎支原体等也可引起痉挛性咳嗽，临床称为"类百日咳综合征"。

（9）躯体性咳嗽：即心因性咳嗽，多见于年长儿童，临床以重复性干咳为主要表现，需要通过体格检查和辅助检查排除其他引起咳嗽的原因，主要采用非药物干预治疗。

（10）抽动性咳嗽：即习惯性咳嗽，可能是抽动障碍的一个症状，咳嗽常在睡眠时消失，不影响患儿的正常生活、学习和社交活动时无须特殊干预。

第三章 呼吸困难

一、思维导图

呼吸困难诊断思维导图见图3-1。

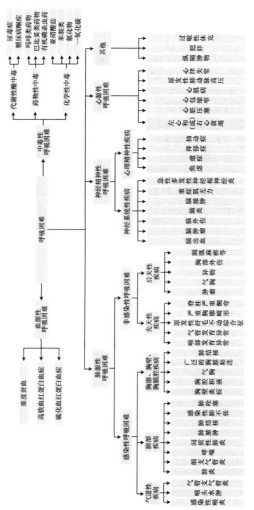

图 3-1 呼吸困难诊断思维导图

二、诊断流程

（一）病史采集

儿童呼吸困难病史采集主要包括以下内容。

1. 基本信息 除了姓名、性别、籍贯、出生地、民族等基本信息，儿童年龄对于呼吸困难诊断具有重要的参考意义，应详细填写。新生儿应注意各种先天畸形及其病变，如先天性心脏病、膈疝、气管食管瘘等，早产儿呼吸困难应警惕新生儿呼吸窘迫综合征等，3岁以下儿童是气管异物的高发年龄段，应警惕气道异物的发生。

2. 发病诱因 对于呼吸困难的诊断至关重要，如与接触花粉、食用海鲜等过敏性食物、闻到刺激性气味及运动有关，常见于支气管哮喘急性发作，如与食用坚果、花生、瓜子后呛咳有关，考虑气管异物的可能较大。

3. 呼吸困难的特征 包括程度、起病情况、持续时间和发作频率，有无吸气性/呼气性呼吸困难、季节性/夜间呼吸困难及加重等因素。若突发性的呼吸困难多考虑自发性气胸、气管异物、肺栓塞等；发作性的呼吸困难多考虑由支气管哮喘、心源性哮喘引起；吸气性呼吸困难多见于上呼吸道或大气道梗阻或狭窄，如急性喉炎、喉头水肿、喉软化、气管软化等；呼气性呼吸困难多见于肺组织弹性减退或小支气管狭窄、痉挛，如支气管炎、支气管狭窄、肺气肿、间质性肺疾病、肺炎等。

4. 有鉴别意义的伴随症状 包括发热、咳嗽、胸痛、咯血、意识丧失等。呼吸困难伴发热多见于肺炎、肺脓肿、肺结核、胸膜炎和心包炎等；呼吸困难伴咳嗽多见于肺部感染、支气管扩张、肺脓肿等；呼吸困难伴胸痛多见于自发性气胸、肺栓塞、胸膜炎、大叶性肺炎等；呼吸困难伴意识丧失多见于脑出血、脑膜炎、糖尿病酮症酸中毒、急性中毒、休克等。

5. 既往史 需详细询问既往有无心肺疾病、胸廓疾病、血液病、结缔组织病、糖尿病、颅脑病变、肌无力等病史；有无过敏史、传染病史及预防接种史。

6. 其他 包括出生史、喂养史、生长发育史、家族史。根据年龄及疾病的不同询问时应各有侧重详略。

（二）体格检查

呼吸困难患儿应进行全面的查体，包括皮肤黏膜颜色、体温、口咽、颈部、呼吸、心肺体格检查情况。测量包括体温、呼吸频率、呼吸幅度、呼吸节律等。观察儿童的精神状态、面色、表情、对周围环境的反应、皮肤颜色、语言及活动能力等；观察鼻翼有无扇动及鼻腔分泌物情况，气管是否居中；观察胸廓外观是否对称，有无畸形、三凹症，呼吸频率、节律及呼吸运动有无异常，语颤强弱，有无实变、呼吸音的改变，啰音分布及粗细、有无湿啰音、喘鸣音；心脏搏动情况，有无震颤，节律、心音的变化等。观察神志、精神反应、行为有无异常；有无脑膜刺激征，神经反射是否异常，有无病理征阳性。

（三）辅助检查

1. 实验室检查　血液检查在呼吸困难病因的初步诊断方面具有重要参考价值，白细胞计数及中性粒细胞增多考虑由细菌感染引起的肺炎、脓毒血症、化脓性脑膜炎等，血红蛋白或红细胞压积降低提示贫血导致的呼吸困难；D-二聚体对于快速鉴别肺栓塞具有重要意义；监测动脉血气可以评价机体的呼吸和代谢功能，对呼吸困难程度的评估与监测具有重要指导意义；脑钠肽或 B 型脑钠肽前体在低至中度的心衰患儿有助于除外心力衰竭所致的急性呼吸困难。

2. 影像学检查　胸部影像学检查对儿童呼吸困难的诊断具有重要价值。X 线胸片检查具有无创、经济、快速的应用优势，能够初步了解患儿的胸部及心脏病变情况，如肺炎、气胸、肺水肿、胸腔积液、心脏疾病等均有特征性表现。胸部 CT 可较为清晰地显示肺部弥漫性病变及纵隔病变情况，同时还可以准确地显示病变位置，螺旋 CT 加三维重建可以较好地反映气道结构异常性病变，增强 CT 加血管造影有助于判断肺及气道周围血管情况，还有利于了解心肺血管结构及形态。超声心动图是一种无痛苦、非侵入性检查方法，可重复检查对比，显示心脏内部结构。近年来，胸部及胸膜超声在急性呼吸困难的鉴别诊断中显示出越来越重要的价值，床旁超声可以不受地点的约束，对肺炎、肺栓塞、气胸、肺水肿等常见疾病的诊断具有较高的价值。

3. 喉镜及支气管镜　可直观观察呼吸道结构及黏膜情况，发现及取出气管异物，还可行细胞学、组织学及病原学检查，对于呼吸困难的诊断及治疗具有重要价值。

4. 其他　头颅核磁、脑电图、肌电图等检查有助于对神经性与肌性疾病引起的呼吸困难进行鉴别。毒物检测有助于中毒性呼吸困难的诊断。

（四）诊断思路

呼吸困难是指患儿主观上感觉不同强度、不同性质的空气不足、呼吸不畅、呼吸费力及窒息等呼吸不适感，伴或不伴呼吸费力表现，如张口呼吸、鼻翼扇动、呼吸肌辅助参与运动等，也可有呼吸频率、深度及节律的改变，患儿的精神状况、生活环境、心理因素及疾病性质对其呼吸困难的描述具有一定的影响。呼吸困难涉及呼吸、循环、消化、血液、神经等系统，需要系统和科学的临床思维方法进行鉴别诊断。

1. 肺源性呼吸困难　可分为感染性呼吸困难及非感染性呼吸困难。

（1）感染性呼吸困难

1）气道性疾病：儿童气道黏膜柔嫩，血管丰富，软骨柔软，弹力组织缺乏，黏液腺分泌不足，纤毛运动功能较差，感染时容易导致分泌物增多，黏膜充血、水肿，从而阻塞气道引起呼吸困难。多见于感染性喉炎、喉头水肿、气管支气管炎等。

2）肺部疾病：儿童肺泡数量少且面积小，弹力组织发育较差，血管丰富，间质发育旺盛，肺血量较多含气量减少，容易引起感染导致黏液阻塞引起呼吸不畅。多见于肺炎、细支气管炎、哮喘、间质性肺炎、肺结核、感染性肺不张等。肺栓塞时栓塞部分肺血流减少，肺泡无效腔量增大，引起通气/血流比失调，出现低氧血症，导致呼吸功能不全。

3）胸廓、胸壁、胸膜腔疾病：儿童胸廓呈桶状，前后径相对较长，膈肌位置较高，胸腔容积小而肺相对较大，呼吸肌力较弱，呼吸时引起肺扩张受限导致不能充分换气，因此当胸廓、胸壁及胸膜腔病变时更容易引起呼吸困难。多见于胸壁炎症、胸腔积液、气胸、广泛的胸膜粘连、肺结核等。

（2）非感染性呼吸困难

1）先天性疾病：各种引起气道阻塞及胸部运动受限的先天性发育异常均可引起通气不足，导致呼吸困难。常见于喉部发育异常（喉软化、喉闭锁、喉蹼）、气管发育异常（声带麻痹、气管软化、气管狭窄）、严重胸廓畸形、脊柱严重侧弯等。原发性纤毛不动综合征指纤毛运动障碍导致气道廓清能力明显降低，引起分泌物不易排出体外，容易反复出现肺部的感染，感染又会加重分泌物的产生引起气道阻塞。

2）后天性疾病：肿瘤、异物可阻塞呼吸道引起呼吸不畅。气胸、胸部外伤等可引起呼吸功能受限从而导致呼吸困难。膈肌麻痹、腹腔巨大肿物、腹腔大量积液等通过影响呼吸肌的运动功能导致呼吸功能障碍。

2. 心源性呼吸困难　主要是左心衰竭和（或）右心衰竭引起，尤其以左心衰竭时呼吸困难更为严重，患儿常有严重的心脏病史。左心衰竭时肺部淤血、肺泡弹性减退、肺泡张力增高及肺循环压力升高，可导致气体弥散功能降低、有效肺活量减少、呼吸中枢兴奋，进而引起呼吸困难。常见于先天性心脏病、心肌病、严重的心律失常、心脏压塞、心包缩窄等。右心衰竭主要由于右心房和上腔静脉压升高、血氧含量减少、酸性代谢产物增加、淤血性肿大、腹水及胸腔积液增加，可引起呼吸中枢兴奋、呼吸运动功能受限导致呼吸困难的发生。心源性呼吸困难包括先天性心脏病或由左心衰竭发展所致的急慢性心包积液、肺炎、贫血等。

3. 神经精神性呼吸困难

（1）神经系统性疾病：主要由于颅压升高、供血减少，导致呼吸中枢受抑制，从而发生呼吸节律异常。常见于脑出血、脑肿瘤、脑外伤、脑炎、脑脓肿、重症肌无力、急性多发性神经根神经炎等。

（2）心理精神性疾病：主要与过度通气引起呼吸性碱中毒有关，可表现为呼吸频率快而浅，出现叹息样呼吸或出现手足抽搐。常见于焦虑、癔症、抑郁症、抽动症等。

4. 血源性呼吸困难　主要与红细胞携氧量减少，血氧含量下降有关。临床表现为呼吸浅、心率增快，常见于重度贫血、高铁血红蛋白血症、硫化血红蛋白血症等。此外，在大出血或休克时，由于缺氧、血压下降可刺激呼吸中枢，导致呼吸困难。

5. 中毒性呼吸困难

（1）代谢性酸中毒：血中二氧化碳升高，pH 降低可刺激颈动脉窦、主动脉体化学受体或直接兴奋呼吸中枢引起呼吸困难。代谢性酸中毒常见于尿毒症、糖尿病酮症等。

（2）药物性中毒：某些药物可抑制呼吸中枢，使得呼吸变浅变慢，同时伴有呼吸节律异常导致呼吸困难。常见于吗啡类药物、巴比妥类药物、有机磷杀虫药等。

（3）化学性中毒：主要由于机体缺氧导致呼吸困难。亚硝酸盐、苯胺类及一氧化碳可使机体失去携氧能力导致缺氧引起呼吸困难。氰化物中毒时影响细胞呼吸作用引起组织缺氧导致呼吸困难。

6. 其他导致的呼吸困难 肥胖引起头颈部和胸腹部脂肪组织异常堆积导致上呼吸道梗阻和呼吸功能受损。纵隔肿物可累及膈肌引起呼吸功能受限。过敏性休克引起支气管痉挛及喉头水肿导致呼吸困难表现。

第四章 喘 息

一、思维导图

喘息诊断思维导图见图 4-1。

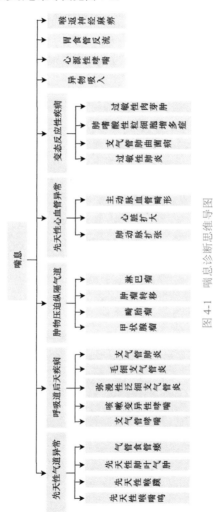

图 4-1 喘息诊断思维导图

二、诊断流程

(一)病史采集

(1)喘息发作的年龄，婴幼儿发病常见于毛细支气管炎，学龄期及青少年常见于支气管哮喘；诱发或加重的因素，如过敏源、运动、进食、感染等；发作前是否有异物吸入、呛咳史；起病情况，持续性发作提示各种原因导致的机械性梗阻，如气道异物、先天性气道狭窄，或由于纵隔肿物、血管畸形导致的外在压迫；突然性发作常考虑过敏症、支气管哮喘；既往健康的婴儿首次发作，伴有上呼吸道感染症状，常考虑感染相关性喘息，反复发作常考虑哮喘；夜间或晨起发作多见于哮喘。

(2)伴随症状，如咳嗽、呼吸困难、发绀、胸闷、胸痛、咯血、吞咽困难、恶心呕吐等。出生史及生长发育史，早产儿或生后接受机械通气或长期吸氧应考虑支气管肺发育不良；生长发育迟缓者需考虑囊性纤维化。既往有反复呼吸道感染者需考虑闭塞性毛细支气管炎、原发性纤毛不动综合征、囊性纤维化等；有哮喘家族史，患哮喘等风险会增加。

(二)体格检查

观察生命体征，呼吸、脉搏、心率、血压；评估体温、神志、精神状态、面色、营养发育状态；有无鼻翼扇动、唇周发绀、三凹征；有无呼吸费力，肺部叩诊音、呼吸音强弱、啰音性质；心脏大小、心音强弱、节律，有无杂音。

(三)辅助检查

1. 实验室检查 血常规、嗜酸性粒细胞计数、血清变应原特异性 IgE 测定、病原学检测有助于诊断；γ 干扰素释放试验、结核菌素皮肤试验、痰涂片找抗酸杆菌、红细胞沉降率等有助于结核病的诊断；脑钠肽及 N 端脑钠肽前体检测有助于心力衰竭的诊断。

2. 影像学检查 X 线胸片、CT 有助于呼吸系统疾病的诊断；磁共振血管成像、计算机体层血管成像术，对血管环/血管异常有诊断价值。

3. 支气管镜检查 对支气管异物、先天性喉软骨软化、气管支气管狭窄、气管支气管软化、闭塞性细支气管炎、气管支气管结核等有诊断价值。

4. 肺功能检查 对支气管哮喘有诊断价值。

（四）诊断思路

喘息是儿童常见的呼吸道症状之一，是由于多种原因（感染、炎症、畸形、异物堵塞等）导致支气管管腔变窄，气流进出不顺畅，造成呼吸时气体流出支气管的同时引起如同"吹哨子"一样的气流鸣音和支气管壁共振而出现的。病因随着年龄不同而不同，常见原因包括感染、支气管哮喘、异物吸入等。

儿童喘息的病因随着年龄而不同，如新生儿需考虑感染、先天性发育畸形，婴幼儿以毛细支气管炎、喘息性支气管炎、支气管哮喘为常见病因，学龄期及青少年以支气管哮喘为常见病因。

引发喘息的常见疾病如下：

1. 毛细支气管炎 是一种婴幼儿常见的下呼吸道感染，多见于2～6月龄的小婴儿，以"咳、痰、喘、憋"为主要表现，主要由呼吸道合胞病毒引起，副流感病毒、腺病毒、鼻病毒、人类偏肺病毒、博卡病毒、肺炎支原体也可引起。主要表现为呼气性呼吸困难、呼气相延长伴喘息，呼吸困难可呈阵发性，间歇期喘息消失，严重者可见面色苍白、烦躁不安、唇周发绀，少见高热。呼吸浅而快，鼻翼扇动，三凹征阳性，双肺听诊可闻及呼气相哮鸣音，也可闻及中细湿啰音。

外周血白细胞总数及分类多在正常范围，采用鼻咽拭子或分泌物，使用免疫荧光技术、免疫酶技术可明确病原体；X线胸片检查可见不同程度肺过度充气或斑片状浸润影，局部肺不张、支气管周围炎及肺纹理增粗。

2. 喘息性支气管炎 多见于1～3岁儿童，可有湿疹及其他过敏性疾病史，常有上呼吸道感染症状。临床表现为咳嗽、喘息，伴或不伴有发热。双肺可闻及哮鸣音及湿啰音。X线胸片检查可见肺纹理增粗。

3. 支气管哮喘 是儿童期最常见的慢性呼吸道疾病，是多种细胞和细胞组分共同参与的气道慢性炎症性疾病，这种慢性炎症导致气道高反应性，出现可逆的气流受限。表现为反复发作性的喘息、气促、胸闷、咳嗽、呼吸困难等症状，常于夜间、清晨发作或加重，多数患儿可经治疗缓解或自行缓解，严重病例可呈端坐呼吸、恐惧不安、大汗淋漓、面色青灰。查体可见桶状胸、三凹征，双肺可闻及广泛的呼气相哮鸣音，呼气相延长，严重者气道广泛堵塞，哮鸣音可消失，称"闭锁肺"。个人及家族的过敏性疾病史有助于诊断。

肺功能检查示用力肺活量减低,第一秒用力肺活量实测值/预计值降低,支气管舒张试验、支气管激发试验阳性、呼气峰流速日间变异率≥13%有助于诊断哮喘。X线胸片检查可正常或呈间质性改变,可有肺气肿或肺不张。变应原检测,血清特异性IgE测定有助于了解患者过敏状态,协助哮喘诊断。

4. 气道异物 有异物吸入史,可出现明显、剧烈的咳嗽、喘息或口唇发绀、呼吸困难等表现,严重者可出现窒息而死亡。双肺听诊呼吸音不对称、患侧呼吸音减低。胸部影像学检查示纵隔摆动、过度充气、气管支气管阴影截断、远端阻塞性炎症等。

5. 肺炎 有呼吸道合胞病毒、腺病毒、人类偏肺病毒、肺炎支原体等感染时可引起喘息症状。

6. 心力衰竭 见于重症肺炎、先天性心脏病者,发作时气促、喘息、呼吸困难、端坐呼吸、咳粉红色泡沫痰,新生儿和小婴儿多表现为喂养困难,吸乳时气急加重、吸乳中断。主要表现为发热,可伴有寒战、咳嗽、呼吸增快或喘憋、胸痛、腹痛。查体可见鼻翼扇动、三凹征阳性、四肢末梢发凉及皮肤发花;肺部可闻及湿啰音、喘鸣音;心率增快、心音低钝,可闻及奔马律;肝大。X线胸片检查表现为心脏增大、肺水肿、肺淤血。心电图、超声心动图对病因诊断及心功能评估十分重要。

第五章 咯 血

一、思维导图

咯血诊断思维导图见图5-1。

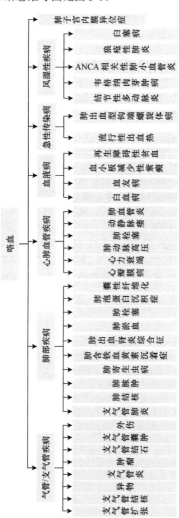

图 5-1 咯血诊断思维导图

咯血

气管/支气管疾病
- 支气管扩张症
- 支气管结核
- 支气管异物
- 支气管肺瘤
- 支气管结石
- 支气管囊肿
- 支气管外伤

肺部疾病
- 支气管肺炎
- 肺结核
- 肺脓肿
- 肺寄生虫病
- 肺含铁血黄素沉着症
- 肺出血肾炎综合征
- 肺淤血
- 肺栓塞
- 肺泡蛋白沉积症
- 囊性肺纤维化

心肺血管疾病
- 心瓣膜病
- 心力衰竭
- 肺动脉高压
- 肺动静脉瘘栓塞炎

血液病
- 白血病
- 血小板减少性紫癜
- 再生障碍性贫血

急性传染病
- 流行性出血热
- 出血型钩端螺旋体病

风湿性疾病
- 结节性多动脉炎
- 韦格纳肉芽肿病
- ANCA相关性小血管炎
- 狼疮性肺炎
- 白塞病

肺子宫内膜异位症

26

二、诊断流程

（一）病史采集

（1）明确是否为咯血，需除外鼻腔、口腔、上消化道出血；咯血时有无用力过度、剧烈的咳嗽、接触变应原、外伤、异物吸入史等诱发因素；年龄对咯血病因的诊断也有一定的指导作用；咯血量大小、缓急；咯血颜色和性状有助于鉴别病因，鲜血见于结核、支气管扩张、出血性疾病，暗红色血痰见于肺淤血，粉红色泡沫样痰见于心力衰竭所致肺水肿，砖红色胶冻样血痰见于肺炎克雷伯菌肺炎，铁锈色血痰见于大叶性肺炎、肺泡出血；黏稠暗红色血痰见于肺栓塞；烂桃样血痰见于卫氏并殖吸虫病；棕褐色、带有腥臭味的脓血痰为肺阿米巴病。

（2）伴随症状：呼吸系统疾病可伴随有咳嗽、咳痰、胸痛、气促、呼吸困难等症状；心血管系统疾病可伴有胸闷、心悸、心前区不适等症状；如伴有黄疸、恶心、呕吐、腹痛、腹胀、黑便等消化系统症状，需与呕血（上消化道出血）鉴别；如伴有水肿、少尿、血尿等，应考虑肺出血-肾炎综合征、抗中性粒细胞胞质抗体（ANCA）相关性肺小血管炎；如伴有关节痛、肌痛、皮疹等需考虑狼疮性肺炎；如伴有贫血、苍白、皮肤瘀斑、瘀点、口腔黏膜及牙龈的反复出血、反复鼻出血等应考虑血液病；如每于经期咯血则考虑肺子宫内膜异位症。

（3）注意有无反复呼吸道感染病史，传染病接触史，疫区旅居史，食用生螃蟹、蝲蛄、田螺史；家族中有无先天性畸形、出血性疾病、肿瘤、传染病等；是否接受抗凝治疗，有无服用皮质激素及免疫抑制剂等药物。

（二）体格检查

观察一般生命体征，如呼吸、脉搏、心率、血压，注意有无窒息、呼吸困难、休克等表现；皮肤黏膜、水肿情况，鼻腔、咽部有无血性分泌物，牙龈有无出血，全身浅表淋巴结肿大情况；有无呼吸费力，肺部呼吸音、啰音性质及部位；心脏大小、心音强弱、节律，有无杂音；肝脾有无肿大；有无杵状指（趾）（多见于支气管扩张、肺脓肿、肺癌及先天性心脏病）。

（三）辅助检查

1.实验室检查

（1）血液系统检查：红细胞计数和血红蛋白测定可判断出血的程度、有无活动性出血，如三系减低或白细胞异常升高、外周血涂片见幼稚细胞提示血液病；白细胞及中性粒细胞升高提示细菌感染性疾病；嗜酸性粒细胞增多提示寄生虫感染、肿瘤等。怀疑感染性疾病时，需行血培养及相关的病原学检测，如γ干扰素释放试验、结核菌素试验、红细胞沉降率测定。怀疑出血性疾病时，需行D-二聚体检测，这有助于肺栓塞的诊断。脑钠肽及N端脑钠肽前体检测有助于心力衰竭的诊断。怀疑结缔组织病时要完善补体、红细胞沉降率、铁蛋白、类风湿因子及自身抗体等检测。行肿瘤标志物检测有助于肺癌的诊断。

（2）细胞学检查：胃液、痰液、支气管肺泡灌洗液查找肺含铁血黄素细胞。

（3）痰液检查：痰培养、痰涂片有助于发现病原体。

（4）尿常规检查：血尿常提示肺出血-肾炎综合征、韦格纳肉芽肿病、流行性出血热等。

2.影像学检查 X线胸片、CT检查有助于肺炎、结核、肿瘤、肺淤血、血管畸形及支气管扩张等疾病的诊断。

3.支气管镜检查 可以明确出血的部位及镜下止血；对支气管扩张，支气管、肺肿瘤，气管、支气管结核等有诊断价值；支气管肺泡灌洗液检测有助于明确感染性疾病等病原体；支气管肺泡灌洗液呈乳状或浓稠浅黄色液体提示为肺泡蛋白沉积症。

4.超声心动图和右心导管检查 可发现心脏疾病和大血管异常。

5.支气管动脉造影 可发现支气管动脉异常，可同时进行支气管动脉栓塞手术达到止血的目的。

（四）诊断思路

咯血是指喉部及其以下气管、支气管或肺组织损伤、血管破裂，出血随咳嗽经口腔咯出。引起咯血的原因很多，以呼吸系统和心血管系统疾病常见。

确定咯血的病因和过程是复杂的，第一应确定是咯血，而不是口腔、鼻腔或上消化道的出血。第二要确定咯血量及生命体征，要尽快确定是否为大咯血而需要立即进行抢救。

特别要注意短时间内快速、大量咯血危及生命时需紧急处理，还需警惕的是尽管外观无明显咯血，肺内却持续出血，并蓄积于肺泡内的弥漫性肺泡出血。第三要进一步确定是气道疾病、肺源性疾病还是肺外或全身性疾病引起的咯血。诊断明确后根据患者病情严重程度和病因，确定相应的治疗措施。

引起咯血的常见疾病如下。

1. 支气管扩张 可分为先天性及后天性两大类，先天性支气管扩张较少见，后天性支气管扩张常见重症肺炎、麻疹、百日咳、结核、原发性纤毛不动症及免疫缺陷病等。症状多见于清晨起床后或变换体位时，可伴有发热，病程日久者可见程度不同的咯血、贫血和营养不良，易患反复呼吸道感染。高分辨率 CT 安全可靠，简单易行，其敏感性和特异性与支气管造影相同。

2. 结核 儿童患原发性肺结核时，淋巴结结核病变侵蚀气管支气管壁，即发生淋巴结-气管支气管瘘，导致气管支气管结核。表现为咳嗽、咯血、喘息、盗汗、乏力、消瘦，如有大量干酪样物质突然破溃入支气管，可引起阵咳、喘息、青紫，甚至窒息。影像学检查：气管支气管结核病灶多见于右中叶和右上叶前段，表现为局限性肺实变、肺不张或肺实变-不张，位置限于 1～2 个肺段或肺叶。支气管镜下可见干酪样物质及肉芽增生，组织活检、涂片及培养有助于诊断。

怀疑结核时需行结核菌素试验，儿童受结核感染 4～8 周后再行结核菌素试验即呈阳性反应。硬结平均直径不足 5mm 为阴性，5～9mm 为阳性（+），10～19mm 为中度阳性（++），≥20mm 为强阳性（+++），局部除硬结外，还有水肿、破溃、淋巴管炎及双圈反应等为极强阳性反应。结核菌素试验最大缺点是特异性差，除结核外，非结核分枝杆菌感染和卡介苗接种后，均可呈阳性反应。

3. 肺炎 是小儿咯血最常见的原因。金黄色葡萄球菌和肺炎克雷伯菌肺炎组织坏死、空洞可引起少量或中量咯血，前者咳黄脓性血痰，后者咳砖红色胶冻样血痰；肺炎链球菌肺炎呈铁锈色血痰；真菌感染可出现脓性血痰或血痰，有原发或继发免疫缺陷者、使用免疫抑制剂者、长期使用广谱抗生素者需警惕真菌感染的可能。血清学、病原学检测有助于明确病原体。X 线胸片可表现为非特异性小斑片状肺实质浸润阴影，小斑片病灶可部分融合在一起成为大片状浸润影或大片阴影均匀而致密，占全肺叶或一个节段。

4.肺脓肿 是肺实质由于炎性病变坏死液化从而形成脓肿,常继发于肺炎、脓毒血症;偶自邻近组织化脓病灶,如肝脓肿、膈下脓肿或脓胸蔓延至肺部。此外,肿瘤或异物压迫可使支气管阻塞而继发化脓性感染;肺吸虫、蛔虫及阿米巴等也可引起肺脓肿。表现为发热,可伴有寒战、咳嗽、呼吸增快或喘憋、胸痛、腹痛等。患侧肺部叩诊实音和(或)呼吸音消失。X线胸片可见圆形阴影、气液平面等。

5.肺寄生虫病 多有疫区旅居史,肺吸虫病有进食生螃蟹或蝲蛄、田螺史,表现为反复咯血,痰量不等,血痰常呈棕黄色或铁锈色,外周血嗜酸性粒细胞明显升高;肺包虫病有与犬、羊等动物接触史,感染后潜伏期较长,可长期无症状,随着虫体长大可逐渐出现压迫和感染,引起胸痛、咳嗽、咳痰、咯血等症状。X线胸片呈单发或多发性圆形、椭圆形阴影,B超检查、包囊虫皮内试验、补体结合试验可协助诊断。

6.肺含铁血黄素沉着症 是一组肺泡毛细血管出血性疾病,常反复发作,并以大量含铁血黄素积累于肺内为特征。本病主要表现为咳嗽、咯血、呼吸困难、喘鸣、贫血等。查体可见面色苍白、气促、肺部哮鸣或干/湿啰音、肝脾大、杵状指(趾)。外周血为小细胞低色素性贫血。胸部X线片或CT呈现肺出血样改变,即双肺弥漫性片絮状或磨玻璃样阴影。痰液、胃液、支气管肺泡灌洗液中找到含铁血黄素细胞。

7.韦格纳肉芽肿病 是以上、下呼吸道坏死性肉芽肿性血管炎、肾小球肾炎和其他器官的血管炎为主要特征的全身性系统性疾病,临床上常表现为鼻窦和副鼻窦炎、肺病变及进行性肾衰竭。临床上有严重的鼻窦炎,X线肺片提示结节样阴影,尿检有蛋白尿、血尿时,应高度怀疑本病,还需依据胞浆型ANCA(c-ANCA)阳性及鼻窦、肺和肾活检进一步证实。

8.狼疮性肺炎 有系统性红斑狼疮病史的患者可出现发热、咳嗽、呼吸困难、胸膜炎性胸痛,胸部影像学改变可见双肺弥漫性斑状浸润。

9.肺栓塞 常为肺动脉及分支被栓子阻塞,原发病常为先天性心脏病、感染性心内膜炎、创伤、血栓性静脉炎等。突发胸痛、胸闷、呼吸急促、心动过速、咯血。X线肺片提示楔形阴影,基地朝向胸膜,CT血管成像或肺动脉造影可确诊。

10.肺出血型钩端螺旋体病 患者有疫水接触史,常夏秋季节发病,起病急,有高热、寒战、头痛、全身肌痛,以腓肠肌痛和压痛为特点，肺出血型常有咳嗽、气促和程度不等的咯血。血、尿标本中检测到钩端螺旋体可确诊。

11. 流行性出血热　有疫区居住史，有发热、休克、肾衰竭、全身出血倾向，部分患者有咯血。实验室检查白细胞、淋巴细胞升高，血小板减少，血尿、蛋白尿，肾功能受损。

第六章 黄   疸

一、思维导图

黄疸诊断思维导图见图 6-1。

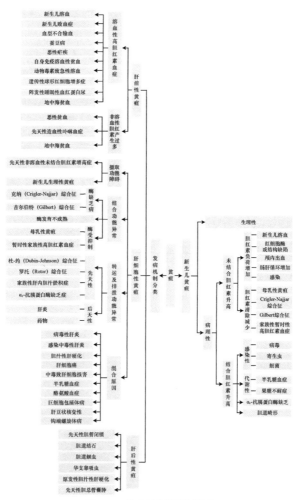

图 6-1 黄疸诊断思维导图

二、诊断流程

（一）病史采集

1. 排除假性黄疸 因大量食入含胡萝卜素丰富的食物（胡萝卜、南瓜、柑橘等），手掌、足底、额部、鼻翼等处皮肤可出现黄染；大量口服阿的平、苦味酸盐，可使皮肤、黏膜、巩膜黄染。

2. 病程时长、病势急缓、黄疸的波动情况 多数患儿缓慢起病，病程较长，黄疸进行性加重；突然出现的黄疸，见于溶血性黄疸、急性重型肝炎等。新生儿出生后黄疸出现早（48h 内）、黄疸迟而复现等均提示病理性黄疸，常见于新生儿溶血、败血症、婴儿肝内胆汁淤积症等。

3. 伴随症状 黄疸伴尿色加深，甚至酱红色者，见于溶血性黄疸；伴大便颜色变浅，甚至白陶土色者，见于胆道闭锁等；黄疸伴发热、食欲减退、恶心、呕吐者，见于急性肝炎；黄疸伴进行性腹胀，见于肝硬化失代偿期、肿瘤等；黄疸伴剧烈腹痛、腹胀、发热、便（吐）蛔虫等，见于胆道蛔虫病感染；黄疸伴皮肤瘙痒者，见于进行性家族性肝内胆汁淤积症（PFIC）、阿拉日耶（Alagille）综合征；黄疸伴充血性皮疹，见于朗格汉斯组织细胞增多症。

4. 既往史 应详细了解患儿既往的健康状况，有无病毒性肝炎等传染病史、手术史、输血史等。

5. 个人史 了解患儿的血型有助于新生儿溶血的诊断；患儿的出生史、感染史、预防接种史、旅居史等个人史有助于遗传代谢性疾病、感染性疾病、传染性疾病等的诊断；新生儿喂养史有助于鉴别母乳性黄疸；特殊药物（如中药、对乙酰氨基酚等）或食物（毒蕈等）摄入史有助于中毒性肝炎诊断。

6. 家族史 患儿父母的血型、是否近亲结婚、父母及其他照顾者的健康状况、家族史、母亲的孕产史及妊娠期间有无特殊疾病史等家族史，有助于遗传代谢性疾病、先天性疾病等的诊断。

（二）体格检查

应观察/检查患儿的营养状况、精神反应、生长发育、面容、面色、特殊气味、皮疹、肝脾大等情况，有助于鉴别黄疸病因。

（三）辅助检查

1.实验室检查　血常规+网织红细胞有助于溶血性黄疸的诊断，嗜酸性粒细胞可协助寄生虫感染的诊断。尿色、尿胆原、尿胆红素、粪便颜色、粪胆原等有助于黄疸类型的鉴别；粪便虫卵的检出有助于肠道寄生虫感染的鉴别。肝功能中总胆红素（TBil）、直接胆红素（DBil）、间接胆红素（IBil）是鉴别真假性黄疸的重要指标，并有助于判断黄疸的类型；丙氨酸转氨酶（ALT）、天冬氨酸转氨酶（AST）是反映肝损伤的指标；γ-谷氨酰转移酶（γ-GT）、碱性磷酸酶（ALP）常提示是否存在胆汁淤积，总胆汁酸（TBA）反映胆汁酸合成情况；白蛋白（ALB）反映肝的合成情况。了解患儿及父母的血型有助于新生儿溶血的诊断。凝血检查可用于评估肝脏储备功能。甲胎蛋白、铜蓝蛋白、溶血实验、骨髓细胞学检查、肿瘤标志物、自身抗体、毒物检测等有助于黄疸的鉴别诊断。

2.病原学检查　各类肝炎病毒、CMV、EBV、梅毒、寄生虫等。

3.影像及特殊检查　腹部彩超、CT、MRI等可用于明确肝脾大小、是否存在胆道异常、肿瘤性疾病等；放射性核素扫描了解胆汁排泄情况；肝纤维化瞬时弹性检测明确肝硬化的程度；胃镜可了解有无食管胃底静脉曲张；血尿筛查、基因检测用于遗传代谢性疾病的筛查和诊断。

（四）诊断思路

黄疸是体内胆红素积聚致使皮肤、黏膜和巩膜黄染的症状，是由胆红素产生过多或代谢或排泄障碍所致。正常血清胆红素应低于17μmol/L（1mg/dl），当超过34μmol/L（2mg/dl）即可出现黄疸。按胆红素性质，可将黄疸分为DBil增高为主（20%为DBil）和IBil增高为主（80%为IBil）。除新生儿黄疸有生理性和病理性之分，黄疸的出现均为病理现象。根据发病机制，可分为肝前性黄疸（主要指溶血性黄疸）、肝细胞性黄疸和肝后性黄疸（主要指胆汁淤积性黄疸）。尽管对于某些疾病，黄疸可作为主要表现，但是大部分情况下该症状仅仅作为原发疾病的部分或继发表现形式，需要结合病史、伴随症状及体征以及实验室检查综合判断黄疸类型。治疗上以去除病因、防治并发症及对症支持治疗为主。

1.诊断步骤（图6-2）

第一步：排除假性黄疸。首先应详细询问是否摄入大量

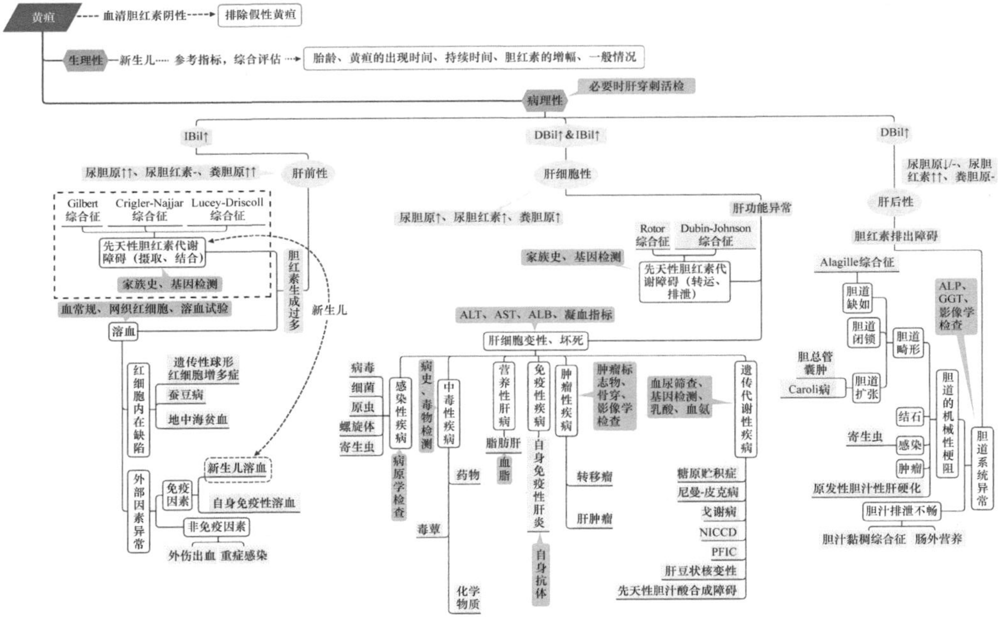

图 6-2 黄疸诊断步骤

卢西-德里斯科尔（Lucey-Driscoll）综合征又称暂时性家族性新生儿高胆红素血症；
PFIC，进行性家族性肝内胆汁淤积症；NICCD，新生儿肝内胆汁淤积症

含胡萝卜素丰富的食物，是否曾大量口服阿的平、苦味酸盐等药物，上述物质可引起巩膜、皮肤、黏膜及尿液黄染，但血清胆红素水平正常，由此可排除假性黄疸。

第二步：明确以何种胆红素升高为主。TBil、DBil、IBil的水平可准确反映黄疸的程度，初步判断大致原因。以 IBil 升高为主者，系肝前性黄疸，多为胆红素生成过多引起，主要见于溶血性黄疸；以 DBil 升高为主者，为肝后性黄疸，是胆红素排泄障碍引起的胆汁淤积，见于胆道系统异常等疾病；DBil 和 IBil 均升高者，系肝细胞性黄疸，是各种原因导致肝细胞对胆红素的摄取、结合、转运和排泄功能障碍，涉及多种疾病，病因较为复杂。

第三步：根据发病机制，进一步明确诊断。

（1）肝前性黄疸者，胆红素未能经肝脏有效处理，故 IBil 升高，同时伴有尿胆原和粪胆原明显升高，但尿胆红素阴性。

（2）肝细胞性黄疸者，系肝代谢胆红素的能力（包括摄取、结合、转运和排泄）异常，因此 DBil 和 IBil 均升高，并伴随尿胆红素、尿胆原和粪胆原的升高。此类黄疸常伴有肝酶异常，需要结合病原学检查、毒物筛查、铜蓝蛋白水平、自身抗体及影像学检查以进一步明确诊断，必要时需行肝活检以确诊。

（3）肝后性黄疸者，经肝处理后的 DBil 未能被有效排泄，故 DBil 升高，同时伴有尿胆红素的显著升高，而尿胆原和粪胆原减少或消失。见于胆道系统异常，如肝内外胆道炎症、狭窄、梗阻等。

2. 常见病诊治举例

（1）新生儿黄疸：常发生于出生后第一周内，大多预后良好，但有些也可会引起死亡或长期神经发育障碍。凡新生儿黄疸有下列情况之一者，应视为病理性黄疸：①黄疸出现过早，足月儿在生后24h 以内，早产儿在48h 以内出现黄疸；②黄疸程度较重，血清胆红素超过同日龄正常儿平均值，或每天上升超过 85.5μmol/L；③黄疸持续时间过长（足月儿超过 2 周，早产儿超过 3 周），或黄疸退而复现者；④黄疸伴有其他临床症状，或血清 DBil＞25.7μmol/L。对于高胆红素血症者，光疗是最有效又安全的方法；而换血疗法则适用于光疗失败、溶血或出现早期胆红素脑病者。

（2）新生儿溶血：因母婴血型不合而引起的同族免疫性溶血。在我国以 ABO 血型不合者占多数，Rh 血型不合主要见于第二胎。患儿常于生后24h内或第2天出现黄疸，随黄疸加深可出现贫血、肝脾大，严重者发生胆红素脑病。Rh血型不合并大量溶血者，出生时已有严重贫血，可导致心力衰竭、全身水肿，甚至死胎。根据生后24h内迅速出现黄疸及溶血性贫血的特点，结合母婴血型鉴定及特异性抗体检查可确诊。

（3）先天性非溶血性高间接胆红素血症：是胆红素的摄取、结合等代谢功能障碍引起的疾病，有阳性家族史，但无贫血及网织红细胞增高，库姆斯（Coombs）试验阴性，分四类综合征，其鉴别见表6-1。

表6-1　先天性非溶血性高间接胆红素血症四类综合征的鉴别诊断

	Gilbert 综合征（轻型）	Gilbert 综合征（重型）	Crigler-Najjar 综合征	Lucey-Driscoll 综合征
别名	先天性非溶血性黄疸、非结合胆红素增高症	先天性非溶血性黄疸、非结合胆红素增高型	先天性非梗阻性非溶血性黄疸、先天性醛酸转移酶缺乏症	暂时性家族性新生儿高胆红素血症
好发人群	年长儿	新生儿	新生儿（常伴核黄疸）	新生儿
机制	摄取IBil障碍	胆红素摄取障碍及结合障碍（UGT活性↓）	Ⅰ型：UGT1完全缺乏 Ⅱ型：UGT1部分缺乏	醛酸转移酶受抑制
症状	黄疸慢性反复发作	黄疸慢性反复发作	Ⅰ型：出生后1～4天黄疸明显，短期出现核黄疸	间歇性黄疸、瘙痒、吸收不良
肝大	少见	少见	有	有
胆红素特点	IBil↑<85.5μmol/L	IBil↑<85.5μmol/L	IBil↑ Ⅰ型：342～769.5μmol/L Ⅱ型：102.6～342μmol/L	IBil↑多＞171μmol/L
临床及预后	一般情况可预后多良好	一般情况可预后多良好	Ⅰ型：酶诱导无效，多于18个月内死亡，预后差 Ⅱ型：可幼年发病，无CNS表现，可诱导，预后差	新生儿常在短期内死于核黄疸，血浆置换后胆红素于1个月内恢复正常

UGT：尿苷二磷酸-葡糖醛酸转移酶

（4）先天性非溶血性高直接胆红素血症：是由胆红素的转运和排泄等功能障碍引起的疾病，有阳性家族史，分Ⅰ型、Ⅱ型，二者鉴别诊断见表 6-2。

表 6-2　先天性非溶血性高直接胆红素血症Ⅰ型、Ⅱ型的鉴别诊断

	Dubin-Johnson 综合征	Rotor 综合征
别名	先天性非溶血性黄疸直接胆红素增高Ⅰ型	先天性非溶血性黄疸直接胆红素增高Ⅱ型
好发年龄	10～30 岁	少儿或青年期
机制	DBil 在肝内形成后转运及排泄障碍	DBil 肝内转运、排泄和（或）IBil 摄取障碍
症状	黄疸慢性反复发作，无瘙痒	黄疸慢性反复发作
肝大	可有	多无
胆红素特点	DBil↑，2～20mg/dl	DBil↑，4～8mg/dl
临床及预后	肝病理变化轻或无，可有褐色素沉着，预后良好	肝无褐色素沉着（与Ⅰ型鉴别），预后良好

（5）病毒性肝炎：由肝炎病毒感染引起的传染病，目前已经发现的有甲、乙、丙、丁、午、己、庚型，又以甲、乙型最为常见，各型肝炎病毒均可引起黄疸。甲型肝炎多为暴发性流行，疫区旅居史、不洁饮食、生食等，有食欲下降、乏力、呕吐、腹泻、黄疸等症状，并伴肝大、压痛及叩击痛时，结合实验室检查可确诊。急性乙型肝炎临床表现与甲型肝炎相似，但发病缓慢，黄疸及全身症状均较甲型肝炎轻。慢性乙型肝炎者可逐渐发展为肝硬化，甚至肝癌。血清乙型肝炎病毒相关抗原和抗体检测阳性，可反映病毒的复制程度、传染性强弱等。肝活检对慢性肝炎和肝硬化有诊断价值。

（6）CMV 感染：在婴儿期发生，为由人巨细胞病毒引起的肝疾病。CMV 感染者可长期排毒或间歇排毒，广泛存在于各种体液中，传播途径为母婴传播、水平传播和医源性感染。CMV 感染后，可引起胆流不畅，导致肝内、外胆汁淤积和肝大，如 CMV 性肝内胆汁淤积和肝外胆道闭锁。肝活检可见多发性点灶状肝坏死，肝细胞脂肪变性或巨细胞变性，汇管区和中央静脉区散在单个核细胞浸润，髓外造血细胞生成和胆汁淤积。明确 CMV 感染且病毒处于活动期者，需积极治疗，以更昔洛韦抗病毒治疗为主，并辅以保肝、退黄等对症支持治疗。

（7）药物性黄疸：①引起非免疫性溶血，特别是当红细胞有葡萄糖-6-磷酸脱氢酶缺陷者，如阿司匹林、磺胺类药物等；②引起免疫性溶血，如奎尼丁、青霉素等；③药物干扰肝细胞对胆红素代谢过程，如头孢菌素等；④药物损害肝细胞，如异烟肼、中药等。

（8）新生儿肝内胆汁淤积症：是一种常染色体隐性基因病，常于出生后2个月内发病，病程迁延不愈，黄疸出现时间早，不易消退，皮肤呈暗黄色，但无白陶土色大便。患儿表现为低出生体重、生长发育迟缓、皮下出血、溶血性贫血、低血糖惊厥、水样泻、嗜睡等，多伴肝大；肝内胆汁淤积表现明显，多数患儿有明显肝功能异常、凝血障碍、酶学指标升高等，AST升高程度超过ALT；伴有低血糖、高乳酸血症、高氨血症、高脂血症、半乳糖血症等；AFP显著升高，但影像学检查等未见肝组织内占位；尿气相色谱表现为半乳糖血症；血尿代谢筛查及基因检测可确诊。治疗有饮食控制、对症治疗和肝脏移植治疗等途径。

（9）肝豆状核变性：又称威尔逊氏（Wilson）症，是一种常染色体隐性遗传的铜代谢障碍疾病，机体胆道排铜障碍，大量铜蓄积于肝、脑、肾、骨关节、角膜等组织和脏器，患者出现肝损害、神经精神表现、肾损害、骨关节病及角膜色素环（即凯-弗环，K-F环）等表现。诊断依据：①神经和（或）精神症状；②原因不明的肝脏损害；③血清铜蓝蛋白降低和（或）24h尿铜升高；④角膜K-F环阳性；⑤经家系共分离及基因变异致病性分析确定患者的2条染色体均携带*ATP7B*基因致病变异。符合（①或②）+（③和④）或（①或②）+⑤时均可确诊。治疗原则是早期治疗、终身治疗、终身监测，强调低铜饮食，同时给予排铜或阻止铜吸收的药物。

（10）先天性胆汁酸合成障碍：胆汁酸合成过程中任何一种酶的缺陷，都会导致胆汁酸合成障碍，占婴儿胆汁淤积性疾病的1%~2%。该病于出生后数月内发病，表现为慢性胆汁淤积但无瘙痒，黄疸程度不一致的、持续相对较低的γ-GT水平或血总胆汁酸水平。常合并脂溶性维生素吸收不良，最常见的是佝偻病及血维生素E水平降低，较大儿童或成人常伴有进行性神经病变，如脑腱黄瘤病和遗传性痉挛性瘫痪等。可能合并肝内或肝外胆道梗阻，串联质谱分析尿胆汁酸及基因检测可确诊。

（11）先天性胆道闭锁：一种先天性肝内外胆管阻塞，导致淤胆性肝硬化，最终发生肝衰竭的严重疾患。目前病因不明，可能与宫内感染、肝内肝小管炎症继发梗阻及先天胆道发育畸形有关。常见的临床表现为新生儿生理性黄疸后出现的持续性黄疸，进行性加重，伴茶色尿和白陶土色大便。查体见腹部膨隆、脐疝、腹部静脉曲张、肝脾大。影像学及放射性核素扫描有助于诊断。本病预后不良，肝移植是首要的治疗方法，若不能及时治疗，多数患儿将于出生后 6 个月内死于肝衰竭。

（12）Alagille 综合征：一种常染色体显性遗传病，可引起先天性肝内胆管发育不良。临床表现为多器官受累：①肝：黄疸、瘙痒、肝脾大、高脂血症、凝血功能障碍；②心脏：周围性肺动脉瓣狭窄最常见；③骨骼：蝶形椎骨，无明显症状，常在 X 线检查时发现；④眼：少见，可见后角膜胚胎环；⑤面容：前额突出，眼球深陷伴眼距中度增宽，尖下颌、鞍鼻并前端肥大等。影像学发现肝内小叶间胆管数量减少或缺如，并具有至少包括慢性胆汁淤积、心脏杂音、蝶形椎骨、角膜后胚胎环和特殊面容等五项中三项，并除外其他可能原因。

（13）卡罗利（Caroli）病：是一种先天性肝内胆管扩张症，为常染色体隐性遗传病。可分为两种类型：Ⅰ型（单纯型）：肝内胆管扩张，伴胆囊炎、胆石症；Ⅱ型（汇管区周围纤维化型）：肝内胆管扩张伴肝硬化及门静脉高压。典型的临床表现为：腹痛、黄疸及腹部肿块；反复发作的持续性胆管炎，继发感染者伴发热，甚至肝脓肿、败血症；常伴多囊肾；Ⅰ型多表现为右上腹反复发作性疼痛，进行性加重，需与胆囊炎、胆结石鉴别，易漏诊；Ⅱ型除胆道系统表现外，伴有脾大、消化道出血、腹水等门静脉高压表现。该病的内科治疗多为针对胆道感染和门静脉高压的支持疗法，随着病情进展会导致胆管炎、肝硬化、门静脉高压的发生；外科手术方法可明显减少并发症的发生，提高患者的生存率，因此 Caroli 病患儿应及时手术。对于局灶性病变可行病灶局部切除，而弥漫性病变则应行肝移植治疗。

第七章　新生儿感染性疾病

一、思维导图

新生儿感染性疾病诊断思维导图见图7-1。

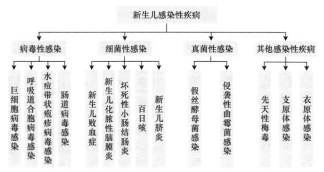

图 7-1　新生儿感染性疾病诊断思维导图

二、诊断流程

（一）病史采集

需详细询问母亲孕产史、感染史；产程是否顺利；是否为早产或过期妊娠；有无胎膜早破、宫内窘迫、羊水污染等；阿普加（Apgar）评分；围产期是否存在其他病原体感染造成母婴传播的危险，如结核、水痘带状疱疹病毒、巨细胞病毒、乙型肝炎病毒等病毒感染等。

（二）体格检查

心率、呼吸、脉搏、体温等生命体征的测定；头颅五官、皮肤黏膜、心肺腹及神经系统等全面查体。

（三）辅助检查

血、尿培养有助于病原学鉴别。某些情况下需考虑其他标本的培养或者病毒聚合酶链反应（PCR）检测，如伤口引流液、大便、脐部分泌物等。怀疑神经系统感染时需要完善头颅影像学及腰穿检查。

（四）诊断思路

1. 病毒性感染

（1）巨细胞病毒（CMV）感染：出生后的 CMV 感染主要发生于早产儿，病变主要累及肝、血液系统、眼底、呼吸系统、消化系统等，可以表现为黄疸、呼吸暂停等。需要血液、尿液或者唾液 CMV-DNA 病毒的 PCR 检测进行确诊。

（2）呼吸道合胞病毒（RSV）感染：是新生儿下呼吸道病毒感染的主要病原菌。但 RSV 感染临床表现缺乏特异性，因此，诊断主要依据临床表现、X 线胸片、血常规及流行病学资料，但确诊有赖于 RSV 的病毒分离、抗原抗体及核酸的检测。

（3）水痘带状疱疹病毒（VZV）感染：水痘性肺炎往往发生在新生儿出生后 10～28 天，同时伴有全身皮疹。

（4）肠道病毒感染：新生儿肠道病毒感染较为常见，常发生于夏秋季。临床表现多样，轻者仅有发热，严重感染时可发生多器官损害，表现为黄疸退而复现、呼吸困难等。母亲的感染史有助于诊断，确诊需要做病毒检测，如咽喉、大便、脑脊液中肠道病毒反转录聚合酶链反应（RT-PCR）检测。

2. 细菌性感染

（1）新生儿败血症：各种病原菌侵入血液循环生长繁殖并产生毒素引起全身性感染症状，细菌感染最常见。可出现发热、嗜睡、食欲减退、呕吐、肠梗阻、弥散性血管内凝血（DIC）、感染性休克等，尤以呼吸窘迫最常见。在使用抗生素前需完善细菌培养。

（2）新生儿化脓性脑膜炎：出生后 4 周内由细菌引起的脑膜炎症，是常见危及新生儿生命的疾病，常与败血症密切相关。临床表现常不典型，可有反应低下、少动少哭、拒乳或吮乳减少、发热或体温不升、呕吐、休克等表现，晚期出现颅压升高表现。及早行脑脊液、病原学检查可确诊。

（3）坏死性小肠结肠炎（NEC）：以腹胀为主要症状，以小肠和结肠坏死性炎症为特点，腹部平片可见部分肠壁囊样积气为特征的严重急症，是早产儿晚期主要死亡原因，尤其在极低和超低出生体重早产儿。病因尚未明确，与早产、感染、遗传、肠道菌群失衡及不适当的肠内喂养等因素有关。常于出生后 2～3 周发病，患儿表现反应差、精神萎靡、拒食、呕吐、面色苍白、四肢湿冷、休克、酸中毒等，反复呼吸暂停、心律减慢。大便初为水样，后转血样便，随胃排空延迟、胃潴留渐出现腹胀和肠鸣音减弱。大便培养和腹部 X 线检查可确诊。

（4）百日咳：早产和低出生体重儿是百日咳的最易感人群。新生儿百日咳常表现为恶心、喘憋、阵发性青紫、呼吸暂停等。血常规检查、X 线胸片检查、PCR 检测呼吸道分泌物中百日咳杆菌 DNA 有助于诊断。

（5）新生儿脐炎：断脐时或断脐后局部处理不当造成脐部感染，可见脐部黏液、脓性分泌物，伴有臭味或脐窝周围皮肤发红。常见病原菌为金黄色葡萄球菌、大肠埃希菌、溶血性链球菌等。治疗以给予抗生素、局部消毒、保持干燥为主。

3. 真菌性感染

早产儿因免疫功能发育不成熟引起真菌感染，新生儿真菌感染临床表现非特异性。

（1）假丝酵母菌感染：假丝酵母菌感染最常见的定植部位为皮肤和胃肠道，可侵犯全身组织器官，可出现黄疸、呼吸暂停、发绀等。可行血清学 G 试验微生物培养及分子生物学检测。应结合临床、注意阴性结果及假阳性结果的分析。

（2）侵袭性曲霉感染：最主要的危险因素是中心静脉置管，其他危险因素包括早产、长期使用抗生素、气管插管、长期使用呼吸机治疗等。新生儿侵袭性曲霉感染以肺曲霉菌病为主，临床表现为发热、咳嗽、气促、呼吸困难、发绀等。X 线胸片无特异性。血清学 G+GM 试验有助于早期诊断。

4. 其他感染性疾病

（1）先天性梅毒：梅毒螺旋体由胎盘进入胎儿血液循环，引起胎儿的全身性感染。发病可出现在胎儿期、新生儿期、婴儿期和儿童期。临床表现在早产儿多为全身性的，如发热、黄疸等。梅毒螺旋体血凝试验（TPHA）、梅素螺旋体 IgM 抗体检测有助于诊断。

（2）支原体感染：以解脲支原体（UU）感染多见。支原体感染临床表现轻重不一，重型可发生严重呼吸困难，呼吸衰竭。痰液、血液或脑脊液 UU 培养，以及 PCR 检测是目前诊断 UU 感染常用的实验室方法。

（3）衣原体感染：以沙眼衣原体感染多见。孕母感染沙眼衣原体后可通过围产期、产道分娩感染其胎儿，可表现为结膜、鼻咽部、直肠及阴道等的一个或多个部位感染，又以鼻咽部感染多见，可发生包涵体结膜炎、毛细支气管炎和肺炎等，分泌物或血清学检查可确诊。

第八章　新生儿惊厥

一、思维导图

新生儿惊厥诊断思维导图见图 8-1。

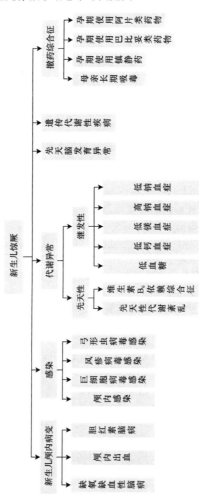

图 8-1　新生儿惊厥诊断思维导图

二、诊断流程

（一）病史采集

母亲孕前和孕期健康状况，包括营养、疾病情况和孕期并发症；孕期用药的剂量和疗程，如抗抑郁药等；药物滥用史，如乙醇、阿片类药物、可卡因等；胎心监测、分娩方式、镇痛药物的使用、Apgar 评分等。惊厥发生的时间、频率、表现类型、伴随症状、家族遗传史。

（二）体格检查

检查新生儿有无惊厥时，要把包被全部打开，仔细观察患儿自然姿势和自发动作，包括头围、外伤（如头颅骨折、头皮血肿）、前囟紧张度和骨缝分离、瞳孔对光反应、异常运动、姿势、肌张力、原始反射的情况。

（三）辅助检查

①实验室检查：血常规、血糖、电解质、血气分析、血培养；②脑电图类：脑电图（EEG）、动态脑电图（aEEG）；③神经影像学检查：头颅 B 超、MRI、CT 等；④血尿代谢筛查：可鉴别代谢性疾病；⑤基因检测：可诊断遗传病。

（四）诊断思路

新生儿出生后的不同阶段，引发惊厥的病因不同，出生后 1～3 天常见低血糖、产伤窒息、颅内出血等；出生后 4～10 天常见脑膜炎、败血症、胆红素脑病、电解质异常、破伤风等，尤以缺氧缺血性脑损伤最为常见；新生儿期可因维生素 K 缺乏导致颅内出血引发惊厥。

1. 感染 细菌性或非细菌性原因导致颅内感染引起意识状态改变，肌张力异常和惊厥。巨细胞病毒、弓形虫、风疹病毒等感染亦可导致惊厥。需仔细询问孕母围产期感染病史、血培养、病原学检测等有助于诊断，怀疑颅内感染时必须完善腰椎穿刺脑脊液检查。

2. 新生儿颅内病变

（1）缺氧缺血性脑病（HIE）：由围产期缺氧所致的颅脑损伤，是新生儿死亡和伤残的主要原因。一般单纯缺氧不会引发严重脑损伤，只有同时伴有缺血时才会造成严重神经系统损伤，且窒息缺氧的持续时间与临床症状和体征密切相关。有明显窒息或重度窒息史者、生后出现神经系统症状，排除电解质紊乱、颅内出血、先天性遗传代谢病等原因引起的抽搐后需考虑 HIE。

（2）颅内出血：是新生儿窒息的神经系统损伤表现之一，与惊厥和出血的量和部位相关。根据出血部位不同可分为硬膜外出血、硬膜下出血、原发性蛛网膜下腔出血、生发基质-脑室内出血、小脑出血、脑实质出血。蛛网膜下腔出血较常见，惊厥一般发现在出生后 2～3 天，惊厥间期患儿情况良好，预后好；脑室周围出血（PVH）或脑室内出血（IVH）多见于病情危重、机械通气的早产儿；硬膜下出血一般与头部外伤有关，硬膜下大量出血可对脑组织产生压迫，引起局灶性惊厥。头颅超声、CT、MRI 等可确诊。

（3）胆红素脑病：新生儿有胆红素脑病，尤其存在早产、溶血病、缺氧、酸中毒、感染等高危因素时，在黄疸峰值期可出现神经系统异常。查血中胆红素数值及 MRI 可辅助确诊。

3. 代谢异常　当机体出现低血糖、低钙血症、低镁血症、低钠血症、高钠血症也可导致全身性惊厥，如低血糖脑病，不仅血糖监测明显降低，脑影像学早期也可提示，主要表现为脑组织大范围水肿，在脑枕叶、顶叶更为明显。

4. 遗传代谢性疾病　是由于异常代谢产物在体内逐渐蓄积造成代谢性脑病，患儿可出现严重惊厥。就一般规律而言，代谢性脑病神经系统症状较重，时常与缺氧程度不相符，惊厥症状可持续存在，甚至进行性加重，有时在进食后病情加重。当出现难以纠正的顽固性酸中毒、低血糖、高氨血症、贫血等结合不良孕产史、家族史时需警惕。

5. 撤药综合征　母亲长期吸毒、孕期使用阿片类、巴比妥类和镇静药等药物撤退后可引起新生儿惊厥发作。

6. 先天脑发育异常　如巨脑回、多小脑回等，这些新生儿生后不久以顽固性惊厥为突出表现，诱发癫痫脑病，脑电图重度异常。他们发病起始时间不一，但与新生儿 HIE 规律不吻合。

第九章 新生儿呼吸困难

一、思维导图

新生儿呼吸困难诊断思维导图见 9-1。

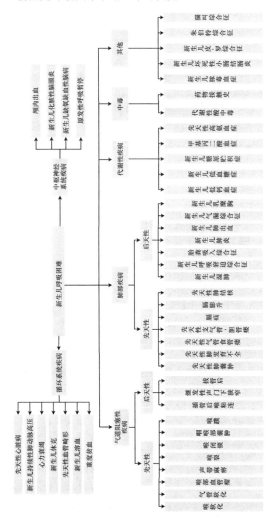

图 9-1 新生儿呼吸困难诊断思维导图

二、诊断流程

（一）病史采集

1. 一般内容 姓名、性别、籍贯、年龄、出生地、民族等基本信息。不少新生儿出生时尚未取名，要加注父亲或母亲姓名，如 XXX 之子/女。年龄要准确记录实际日龄，生后 1 周内要精确到小时。

2. 询问呼吸困难的发病情况 包括程度、起病情况、持续时间和发作频率、严重程度等。若出生后不久出现的呼吸困难多考虑新生儿湿肺、新生儿呼吸窘迫综合征、胎粪吸入综合征等；吸气性呼吸困难多见于上呼吸道梗阻性疾病，如喉软化、喉部血管瘤、喉闭锁、咽喉部囊肿等。突发的呼吸困难多见于新生儿气漏综合征等。气管插管新生儿拔管后出现呼吸困难多见于插管后喉粘连、继发性声门下狭窄等。

3. 有鉴别意义的伴随症状 包括发热、呕吐、惊厥、腹胀等。呼吸困难伴发热多见于新生儿肺炎、新生儿脓毒血症、新生儿化脓性脑膜炎等；呼吸困难伴呕吐多见于先天性食管闭锁、先天性食管狭窄、新生儿坏死性小肠结肠炎等；呼吸困难伴惊厥多见于新生儿化脓性脑膜炎、颅内出血、新生儿缺氧缺血性脑病等；呼吸困难伴腹胀多见于新生儿坏死性小肠结肠炎等。

4. 出生情况 包括胎次和产次、出生体重、胎龄、分娩方式、有无胎膜早破、Apgar 评分、复苏抢救情况、用药情况等。早产儿由于呼吸中枢发育不成熟，肺泡表面活性物质少，容易发生呼吸暂停及呼吸窘迫综合征。剖宫分娩的新生儿由于缺乏产道的挤压和自然分娩过程促进肺液清除的肺部微环境，导致肺液吸收延迟、容易引起新生儿湿肺。胎膜早破可以使致病菌上行感染进入羊膜腔，引起宫内感染、胎儿窘迫及新生儿肺炎，增加不良妊娠结局的发生风险。Apgar 评分是公认评价新生儿窒息极为简便的方法，内容包括皮肤颜色、心率、对刺激的反应、肌张力和呼吸五项指标，8～10 分为正常，4～7 分为轻度窒息，0～3 分为重度窒息。产前应用地塞米松可促进胎儿肺成熟，加速肺泡表面活性物质的生成和释放，降低肺内毛细血管渗透压，减少肺水肿，还可以加速肺抗氧化酶系统的发育成熟，改善肺泡功能，有效降低新生儿呼吸窘迫综合征、支气管肺发育不良等并发症的发生率及死亡率，从而改善预后。

5. 询问孕母情况　胎儿的生长及生产情况与母亲有密切关系。孕母年龄过大或过小、抽烟、经济状况差、营养不良等会导致胎儿宫内生长迟缓或小于胎龄儿。孕母妊娠期患有高血压病、心肺疾病、严重贫血或发生休克等时，新生儿缺氧缺血性脑病的发生率明显升高。孕母有糖尿病或服用 β 受体激动剂是导致新生儿低血糖的高危因素。

（二）体格检查

1. 一般情况　观察儿童的精神状态、面色、反应、皮肤颜色等。测量包括体温、呼吸、脉搏、血压、身长、体重、头围等。

2. 头颈部　观察头颅外形、前囟大小及张力；有无特殊面容；瞳孔大小、形状及对光反射；耳郭发育有无畸形；鼻翼有无扇动；有无鹅口疮、腭裂、唇裂；颈部活动度；有无斜颈、胸锁乳突肌血肿。

3. 胸部　胸廓外观及对称性；胸廓有无畸形；有无锁骨骨折；三凹症是否阳性；呼吸频率、节律及呼吸运动有无异常；肺部听诊有无湿啰音、哮鸣音；心尖搏动位置及范围；心前区有无震颤；心脏听诊有无心率、心律变化，有无收缩期或舒张期杂音。

4. 腹部　观察腹部外形，有无胃肠型、腹胀、舟状腹；注意脐部有无分泌物、出血、炎症和脐疝；检查腹部有无压痛，有无巨大肿块，肝脾有无肿大；叩诊有无移动性浊音；听诊肠鸣音情况。

5. 肛门、外生殖器　观察有无肛门闭锁、肛瘘、肛裂；外生殖器有无发育畸形；男孩有无隐睾、尿道下裂、斜疝。

6. 脊柱四肢　观察脊柱有无畸形；检查四肢活动情况，有无畸形，包括多指（趾）、并指（趾）、通贯掌、足内翻、足外翻。

7. 神经系统　观察神志、精神反应；检查生理反射能否引出：拥抱反射、吸吮反射、觅食反射、握持反射、交叉伸腿反射、踏步反射；检查肌张力、肌力；有无抽搐，如眨眼、吸吮、"手舞足蹈"、小抽动等；有无病理征阳性。

（三）辅助检查

1. 实验室指标

（1）白细胞（WBC）计数：一般出生 12h 以后结果较为可靠。严重感染时 WBC 减少（$<5×10^9/L$）或 WBC 增多

（≤3天者 WBC＞25×10⁹/L；＞3天者 WBC＞20×10⁹/L）。

（2）C反应蛋白：炎症发生6～8h后即可升高，新生儿非感染性疾病如窒息、新生儿呼吸窘迫综合征、胎粪吸入综合征时也可升高。

（3）血清降钙素原（PCT）：出生后18～36h应＜10ng/ml，出生后72h应＜0.5ng/ml。

（4）血清学检查：血清特异性IgM抗体或IgG抗体水平是最常用的方法。

（5）动脉血气分析：可辅助判断有无低氧，呼吸性和代谢性酸（碱）中毒。

2.影像学检查

（1）X线：胎粪吸入综合征X线胸片可表现为两肺透光度增强，伴节段性或小叶性肺不张，也可仅有弥漫性浸润影或并发纵隔气肿、气胸等肺气漏表现。新生儿湿肺X线胸片以肺泡、肺间质、叶间胸膜积液为特征。新生儿呼吸窘迫综合征的X线胸片具有特征性表现，表现为两肺野透亮度明显降低，严重者两肺整个肺野呈白肺。

（2）CT：有助于了解颅内出血的范围和类型，对脑水肿、基底核和丘脑损伤、脑梗死等有一定的参考作用，但有放射性损伤，且不能床旁检查。

（3）MRI：无放射损伤，对脑灰质、白质的分辨率异常清晰，且轴位、矢状位及冠状位成像，能清晰显示B超或CT不易探及的部位。弥散加权磁共振对早期缺血脑组织的诊断更敏感。

（4）超声：具有无创、价廉、可床旁操作和进行动态随访等优点，是目前最重要的无创诊断方法。心脏彩超可以对心脏结构、瓣膜、大血管畸形、血流动力学及心脏功能进行客观评价，是诊断先天性心脏病的首选方法。头颅超声有助于了解脑水肿、基底核和丘脑、脑室内及其周围病变，但对矢状旁区损伤不敏感。腹部超声可迅速检查腹部脏器的大小、形状变化，判断腹部有无肿物。新生儿坏死性小肠结肠炎时腹部超声可见肠壁增厚、肠壁积气、门静脉积气、腹水和胆囊周围积气。新生儿由于骨骼钙化不全、肺脏体积小、皮下脂肪层及肌层薄，声波易透过肩胛骨采集。因此，近年来肺部超声在新生儿肺部疾病的应用越来越广泛，在诊断肺炎、新生儿湿肺、新生儿呼吸窘迫综合征等疾病方面逐步突显价值。

（四）诊断思路

新生儿呼吸困难是指各种原因引起呼吸急促或深慢、节律不整、吸呼气比失调及辅助呼吸肌参与呼吸明显，如出现鼻翼扇动和三凹症等，严重者可导致呼吸衰竭，甚至死亡。新生儿呼吸困难是新生儿疾病中较为严重的临床表现之一，可由气道阻塞性疾病、肺部疾病、循环系统疾病、中枢神经系统疾病及代谢性疾病等引起。

1. 气道阻塞性疾病

（1）先天性：各种先天性气道结构发育异常可引起气道阻塞，导致通气不足从而引起呼吸困难表现，包括喉软化、喉裂、咽喉部囊肿、气管软化、喉部血管瘤、声带麻痹、喉蹼、喉闭锁等。

（2）后天性：长时间的气管插管可导致喉粘连、继发性声门下狭窄，拔管后容易出现呼吸困难。

2. 肺部疾病

（1）先天性：①先天性肺囊肿临床症状取决于囊肿大小及有无继发感染，当囊肿较大压迫周围组织或继发支气管炎及肺炎时可引起呼吸困难。②先天性肺发育不全包括肺、支气管、肺血管发育异常，可引起通气/血流比例失调导致呼吸困难。③先天性气管食管瘘及先天性气管-胆管瘘时胃液及胆汁通过瘘口吸入气管引起吸入性肺炎，可导致呼吸困难。④膈疝及膈膨升可导致呼吸运动受限引起呼吸困难。⑤先天性肺结核主要由母体内结核分枝杆菌通过胎盘、脐静脉感染胎儿，或吸入/吞入结核分枝杆菌污染的羊水，或在分娩时含结核分枝杆菌的分泌物感染新生儿，常见临床表现为发热、肝脾大、呼吸窘迫等。

（2）后天性：①新生儿湿肺是肺内液体吸收延迟及清除延迟引起的，以出生后不久即出现呼吸困难为特征。②新生儿呼吸窘迫综合征多见于早产儿，主要由于缺乏肺表面活性物质，表现为生后不久即出现呼吸困难。③胎粪吸入综合征是由于胎儿在宫内或生产时吸入混有胎粪的羊水，以呼吸道机械性阻塞及化学性肺部炎症为主要病理特征。④新生儿肺炎是导致新生儿死亡的重要原因。新生儿在宫内、分娩时及生后均可受到细菌、病毒、原虫及真菌等不同病原体感染引起新生儿肺炎的发生。⑤严重感染、低氧血症、围产期窒息等因素可导致肺毛细血管内压增高，引起肺泡上皮及毛细血管内皮损伤导致新生儿肺出血，新生儿肺出血常是新生儿期各种严重疾病的临终症状，往往伴有呼吸衰竭。⑥新生儿气漏综合征主要以肺泡通气不均匀和气体滞留为特点，可引起呼吸运动受限，导致呼吸困难。⑦新生儿乳糜胸是由于各种原因导致胸导管或胸腔内大淋巴管破裂或阻塞，使淋巴液漏入胸腔，当积液量较多时可致肺组织受压、纵隔移位，产生呼吸窘迫等症状。

3. 循环系统疾病 先天性心脏病主要为心脏、瓣膜、大血管各种发育畸形导致，可能与宫内感染、环境因素、遗传、基因突变等有关，严重时可导致心力衰竭、呼吸窘迫，包括室间隔缺损、房间隔缺损、动脉导管未闭、法洛四联症等。新生儿持续性肺动脉高压是各种原因导致肺血管阻力持续增高，引起心房和（或）动脉导管的血液从右向左分流，导致严重的低氧血症及呼吸窘迫。新生儿休克是多种原因引起的急性循环障碍，导致组织灌注不足，引起缺血、代谢紊乱及缺氧，造成呼吸障碍，是新生儿常见死亡原因之一。先天性血管畸形是由于发育异常导致呼吸道受压，引起通气不畅，呼吸困难。新生儿溶血及重度贫血时红细胞数明显减少，导致红细胞携氧量明显减少，从而引起低氧血症及呼吸困难。

4. 中枢神经系统疾病 各种原因引起颅压升高、供血减少，导致呼吸中枢受抑制，从而发生呼吸节律异常，常见于颅内出血、新生儿化脓性脑膜炎等。新生儿缺氧缺血性脑病是指围产期窒息引起缺氧、脑血流减少，导致新生儿脑损伤，若损伤部位在脑干、丘脑者，可出现中枢性呼吸衰竭。原发性呼吸暂停多见于早产儿，与呼吸中枢调节功能不成熟有关，也可与细菌或病毒感染、动脉导管未闭、抽搐、贫血及低血容量有关，表现为呼吸周期中出现呼吸停顿。

5. 代谢性疾病 ①新生儿低钙血症是新生儿常见的电解质紊乱性疾病之一，低钙时神经肌肉兴奋性增高，可出现喉痉挛、喉喘鸣、呼吸暂停等呼吸障碍性症状。②新生儿低血糖症：葡萄糖是为新生儿中枢神经系统提供能量的唯一物质，各种原因导致低血糖可以引发脑细胞肿胀、软化、坏死及中枢神经系统能量代谢障碍，造成脑损伤，低血糖时可表现为呼吸不规则、呼吸急促、呼吸暂停等症状。③新生儿糖原贮积症是由于肝组织葡萄糖-6-磷酸酶缺乏导致糖原分解障碍，过多的6-磷酸葡萄糖通过糖酵解产生乳酸，糖原不能利用，脂肪分解使酮体生成增加，乳酸及酮体堆积致严重酸中毒，引起呼吸困难。④甲基丙二酸血症是各种原因导致甲基丙二酰辅酶 A 变位酶或其辅酶腺苷钴胺代谢缺陷，使有机酸代谢产物逐渐堆积，进而引起呼吸增快、呼吸困难等表现。⑤先天性高氨血症主要是由于体内参与尿素循环的 6 种酶缺乏，其中以鸟氨酸氨甲酰基转移酶缺乏最常见，导致氨不能转化为尿素引起高氨血症，氨可兴奋呼吸中枢导致呼吸深快、过度换气而发生呼吸性碱中毒，导致呼吸急促、呼吸窘迫。

6. 中毒 各种原因所致的代谢性酸中毒刺激呼吸中枢，增加通气量，出现深大呼吸，多见于重症感染、心肺复苏后等。母亲妊娠期或胎儿娩出后有吗啡类、巴比妥类等药物接触史。

7. 其他 新生儿脓毒血症由于严重的感染导致炎症水平明显升高，可直接对呼吸系统造成损害，引起呼吸困难的发生。新生儿坏死性小肠结肠炎因患儿肠壁积气、腹胀膨隆、膈肌上抬压迫肺组织引起呼吸困难。其他少见的遗传基因病也可引起呼吸困难表现，包括新生儿皮-罗综合征、朱伯特（Joubert）综合征、猫叫综合征等。

第十章 呕 吐

一、思维导图

呕吐诊断思维导图见图 10-1。

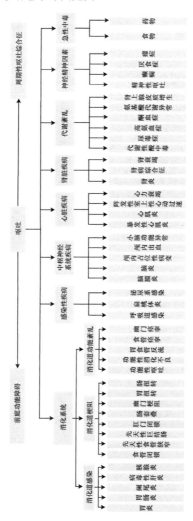

图 10-1 呕吐诊断思维导图

二、诊断流程

(一)病史采集

1. 患儿年龄和与进食的关系 呕吐可发生于任何年龄,原因较多,应仔细询问呕吐的类型及发生时间。小婴儿因胃呈水平位、胃部肌肉发育不完善、贲门松弛,进食后易溢乳,但若反复呕吐需考虑胃食管反流,若呈喷射性呕吐多见于小婴儿的幽门梗阻、胃扭转和颅内高压等疾病;学龄前或学龄期儿童多见消化道感染、颅内病变、再发性呕吐等。进食后 15min 内发生呕吐多为食管疾病,如食管闭锁等;进食后 30min 内出现呕吐,病变多在胃及幽门部位,如幽门痉挛、幽门肥厚性梗阻、胃溃疡和食物中毒。

2. 呕吐性质和程度 贲门以上病变所致的呕吐多为未经消化的奶或食物;幽门病变所致的呕吐多为凝乳状奶或酸腐味食物,均不含胆汁;十二指肠以下病变所致的呕吐,其呕吐物含胆汁,呕吐往往较剧烈,多见于高位小肠梗阻及肝胆疾病;下位肠梗阻所致的呕吐,其呕吐物可带粪便;出血性疾病所致的呕吐,其呕吐物可见血块或咖啡样物。

3. 呕吐伴随症状 伴发热、头痛、神经系统体征阳性,提示颅内感染;伴腹痛腹泻,提示消化道感染,多为急性胃肠炎;呕吐伴血便,多见于痢疾、过敏性紫癜,若同时伴有腹胀则要考虑肠套叠、坏死性肠炎等;不明原因反复呕吐需警惕颅内病变;呕吐伴高热、惊厥、休克,甚至昏迷,提示重症感染、颅内疾病。

(二)体格检查

注意患儿生长发育、营养状况、意识反应,新生儿注意前囟闭合情况,脑膜刺激征和皮肤灌注,是否有巩膜黄染等,有无发热、水肿等,腹部有无腹胀、压痛、肠型、蠕动波,有无肝脾大,有无病理反射等。

(三)辅助检查

血、尿、大便常规检查有助于初步判断,怀疑感染时需送培养;血气分析、电解质检查有助于肝炎及代谢性疾病的诊断;立位腹平片及超声检查可了解腹部包块情况及消化道系统疾病;胃镜可明确胃部疾病;头颅 CT 或 MRI 可鉴别颅脑疾病。

（四）诊断思路

小儿呕吐诊断思路见图10-2。如何根据呕吐物性质进行诊断见图10-3。

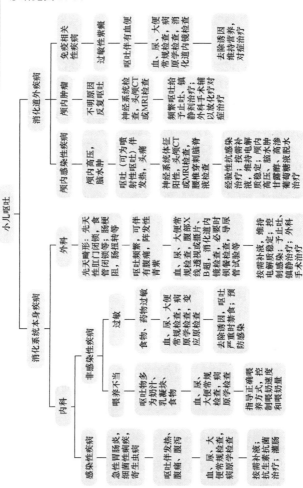

图 10-2 小儿呕吐诊断思路

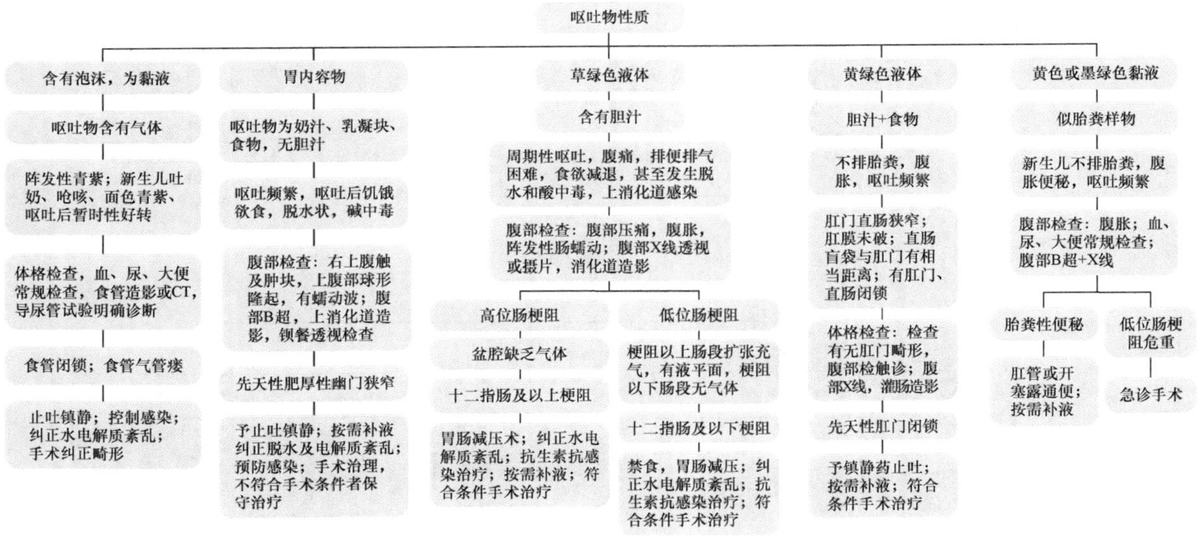

呕吐物性质

含有泡沫，为痰液

呕吐物含有气体

阵发性青紫、哮喘、呛咳、面色青紫；呕吐后青紫好转

体格检查、血、尿、大便常规检查，食管造影CT，导尿管试验明确诊断

止吐镇静；控制感染、纠正水电解质紊乱；手术纠正畸形

食管闭锁、食管气管瘘

胃内容物、乳凝块

呕吐物为奶汁、食物，无胆汁

呕吐为奶块、食物，无胆汁

呕吐后切锁饿食，脱水状，碱中毒

呕吐频繁，喂食、脱水状、碱中毒

新生儿呕吐奶，面色青紫；呕吐后青紫好转

腹部检查：右上腹触及肿块，上腹部膨隆，腹部B超、上消化道造影，钡餐透视或倒餐透视检查肥厚幽门并128秒

先天性肥厚幽门并128秒

止吐镇静；按需补液纠正脱水及电解质紊乱；手术治疗预防感染；符合手术者保守治疗

草绿色液体

含有胆汁

周期性呕吐、腹痛、排便排气困难、食欲减退、甚至发生脱水和酸中毒、上消化道感染

腹部检查：腹部压痛、腹胀、阵发性肠蠕动或肠型、腹部X线透视或照钡片、消化道造影

高位肠梗阻

盆腔缺之气体

十二指肠以上梗阻

胃肠减压术；纠正水电解质紊乱；抗生素抗治疗；按需补液；符合各条件手术治疗

低位肠梗阻

梗阻以上肠管扩张充气，有液平面，梗阻以下肠道无气体

十二指肠及以下梗阻

禁食、胃肠减压；纠正水电解质紊乱；抗生素抗染治疗；符合各条件手术治疗

黄绿色液体

胆汁+食物

不排胎类，腹胀，呕吐频繁

肛门无胎粪；肛周未破；直肠盲袋与肛门有相当距离，直肠闭锁

体格检查：检查有无肛门畸形，腹部触诊、腹部膨隆、消化造影

先天性肛门闭锁

子锁肛药止血；按需补液；符合条件手术治疗

黄色或深绿色粪液

似胎类物

新生儿不排胎类，腹胀便秘，呕吐频繁

腹部检查：腹胀、血、尿、大便常规检查，腹部B超+X线

胎类性便秘

肛管通便；灌肠或开塞露通便；按需补液

低位肠便阻危重

急诊手术

图 10-3　依据呕吐物性质诊断呕吐

第十一章 呕 血

一、思维导图

呕血诊断思维导图见图 11-1。

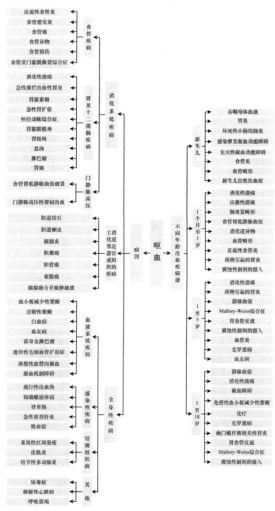

图 11-1 呕血诊断思维导图

二、诊断流程

（一）病史采集

1. 年龄 各年龄段的患儿呕血的病因不同：非甾体抗炎药诱导的出血、应激性溃疡和反流性食管炎在所有年龄段均可见；新生儿期出现呕血，便血和脐带断端渗血，皮肤瘀斑、瘀点者多考虑新生儿自然出血症；吞咽母血和牛奶蛋白过敏见于新生儿和婴儿；误服腐蚀性异物见于幼儿；随着年龄的增加，消化性溃疡引起的发病则逐渐增多。

2. 观察呕吐物的性状及量 可判断呕血量和速度，当出现乏力、口干、面色苍白、头晕、黑矇等伴随症状有助于评估出血的严重程度；询问是否服用铁剂、铋剂、中草药、水果或甜菜等引起的假性呕血；是否服用非甾体抗炎药或激素等药物引起食管和胃黏膜损伤；是否使用抗凝药物导致凝血功能障碍。

3. 既往史 有无先天性胆道闭锁、血友病、特发性血小板减少性紫癜（ITP）及肝硬化等基础疾病；有无鱼刺等异物食入导致食管或胃黏膜损伤；有无重症感染、大手术、大面积烧伤、颅脑外伤等所致应激性溃疡。

4. 伴随症状 伴反酸、烧心者，可见于食管炎、溃疡等；伴周期性节律性的上腹痛或脐周痛、黑便者，多见于消化性溃疡；继剧烈恶心、呕吐后出现呕血者，可能是食管贲门黏膜撕裂综合征。

（二）体格检查

检查气道、呼吸和循环以评估血流动力学稳定性，监测血压、心率、呼吸和毛细血管再充盈等生命体征以评估出血程度。黄疸、肝脾大、腹水、腹壁静脉怒张者见于慢性肝病、门静脉高压引起的食管和（或）胃底静脉曲张破裂出血；上腹部或脐周压痛阳性者可见于消化性溃疡；瘀斑可能是出血控制不良或创伤的信号；皮肤苍白提示失血严重。

（三）辅助检查

1. 实验室检查 呕血者的大便潜血实验多为强阳性；血常规中的红细胞计数、红细胞压积、血红蛋白水平有助于评估失血程度；血尿素氮、网织红细胞的动态变化有助于判断是否存在活动性出血；铁蛋白水平可用于鉴别急性和慢性失血；^{13}C 呼气试验有助于消化性溃疡的诊断；肝功能、血氨有助于食管胃底静脉曲张破裂出血的诊断；血小板计数、出凝血时间、凝血酶原时间、凝血因子有助于出血性疾病的诊断；血型鉴定及传染病检测为呕血患者的常规检查，为必要时的输血治疗做准备。

2. 胃镜 为上消化道出血首选一线诊断方法，可以立即对出血部位进行镜下止血治疗。在血流动力学稳定的前提下，于出血后24h内进行胃镜检查明显提高诊断的准确性，快速止血，防止并发症，减少输血和缩短患儿的住院时间。由于细胞更新的周期短，食管或胃的浅表病变可在48h内消失，因此，当胃镜检查延迟至出血后48h或更长时间后，病因的检出率则会显著降低。

3. 超声检查 有助于肝硬化、肝外门静脉梗阻、脾大、部分消化道异物等疾病的诊断。

4. 动脉血管造影 对于病因不明的上消化道出血尤其适用，动脉血管造影最好在出血严重和存在活动性出血的患者中进行。血管造影可显示0.5ml/min的出血速度，与慢性消化道出血相比，急性消化道出血的病因更容易通过血管造影诊断。血管造影也能有效地显示当前未出血的病变，如血管畸形、毛细血管扩张和血管瘤。

5. CT血管造影术 是快速准确诊断和定位急性消化道出血的极佳工具。优点包括广泛的适应证、快速精准的诊断、可重复、侵入性最小，特别适用于胃镜难以触及的小肠病变。然而，与内镜和常规血管造影术相比，CT血管造影术也有局限性，即不能对病变进行治疗、辐射及造影剂使用的风险等。

（四）诊断思路

呕血是上消化道出血的主要临床症状之一。消化道以屈氏（Treitz）韧带为界，出血源在韧带近端者称为上消化道出血，韧带远端的出血则为下消化道出血。上消化道出血常发生于食管、胃或十二指肠，此外胰腺和胆道系统也可能是出血的来源，但较为少见。呕血的颜色呈咖啡色或鲜红色，可伴有血栓。当血液中的血红蛋白与胃酸充分接触时，会转变为酸性血红蛋白，使呕吐物成咖啡色液体。若呕血的颜色鲜红，则提示出血迅速，是血红蛋白来不及被酸化所致。几乎所有的呕血患儿均伴有黑便，即柏油样大便，是血红蛋白中的铁在肠道细菌的作用下转化为黑色的硫酸亚铁所致。进入肠道内的血液具有导泻的作用，若上消化道出血量大，呕血常伴有便血，即粪便的颜色可能是鲜红色或褐红色（便血），这是因为血红蛋白中的铁无法在短时间内被转化。

呕血在儿科并非罕见，严重者可能会危及生命。因此，全面彻底的病史询问和仔细的体格检查至关重要，需尽快确定出血的来源、程度和可能的病因。患儿治疗目标应包括血流动力学稳定，阻断出血来源和预防再出血；抗酸剂如 H_2 受体拮抗剂和质子泵抑制剂是治疗黏膜病变出血的主要药物；对于静脉曲张出血，应在保证患者的血流动力学初步稳定的前提下尽早选择急诊内镜止血。有时也可采用介入等特殊治疗手段；若内科治疗失败，应尽早行外科治疗。休克及合并症的存在是影响疾病预后的独立危险因素，而基础疾病、凝血功能障碍、无法确定出血部位、贫血和失血过多则是预后不良的其他因素。

1. 诊断步骤（图 11-2）

第一步：确定存在消化道出血。在某些情况下，血液的来源可能不是胃肠道，而是口咽部、鼻咽部及呼吸道；还可能同时存在出血性疾病或恶性肿瘤等情况，表现为多部位黏膜出血。应仔细鉴别呕血和咯血（表 11-1）。

表 11-1　呕血和咯血的鉴别

鉴别项目	呕血	咯血
病因	消化性溃疡、食管胃底静脉曲张、过敏性紫癜、激素及非甾体抗炎药等	肺结核、支气管扩张、风心病、肺含铁血黄素沉着症等
出血前症状	上腹部不适、恶心、呕吐、心悸，有时伴有晕厥等	喉部发痒、咳嗽、胸闷等
出血方式	呕出	咳出
出血物性状	无泡沫、暗红色、咖啡色、混有食物，呈酸性反应	泡沫状、鲜红色、混有痰液，呈碱性反应
出血后大便	柏油样大便	无血液咽下，大便正常

第二步：明确出血位置。Treitz 韧带近端病变通常表现为呕吐鲜红色或咖啡色血液，胃管抽出液呈鲜红色或咖啡色，隐血实验阳性。若上消化道出血量大，呕血常伴有便血，粪便的颜色可能是鲜红色或褐红色，这是血红蛋白中的铁无法在短时间内被转化所致。

第三步：评估出血的严重程度。仅呕血而无黑便或便血提示出血不明显。呕血伴黑便的出现提示出血量至少为 60ml，

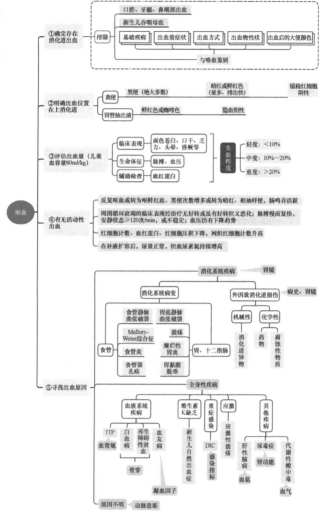

图 11-2　呕血诊断步骤

且血液应在肠内停留至少 6h。一把血凝块大约相当于 500ml 的血液，可用于粗略估计失血量。儿童血容量约为 80ml/kg，根据呕血患儿的临床症状、血压、脉搏及血红蛋白水平，估计失血量占总血容量的比例（表 11-2）。

表 11-2　出血的严重程度评估

项目	轻度	中度	重度
症状	黑便或胃管抽出液见少量出血	活动性出血，伴头晕、乏力、口干、心悸、体位性低血压等	持续大量失血或休克、酸中毒、循环不稳定或心力衰竭或器官功能障碍等
血压	正常	↓	↓↓，甚至测不出
脉搏	正常	↑	↑↑
Hb（g/L）	>100	70～100	<70
失血量	<10%	10%～20%	>20%

第四步：判断有无活动性出血。反复呕血或转为呕鲜红血，黑便次数增多，或转为暗红、柏油样便，肠鸣音活跃；周围循环衰竭的临床表现经治疗无好转或虽有好转但又恶化，脉搏慢而复快，安静状态≥120 次/min，或不稳定，血压仍有下降趋势；红细胞计数、血红蛋白、红细胞压积下降，网织红细胞升高；在补液扩容后，尿量正常，但血尿素氮持续升高；鼻胃管灌洗液见出血性液体；内镜、核素扫描、血管造影等检查提示有活动性出血。

第五步：判断出血的可能病因。首先应明确导致呕血的病因是不需要特殊处理的轻症，还是需要紧急干预的危重疾病。其次，基于不同年龄段儿童呕血病因不尽相同，因此患儿年龄对呕血的鉴别诊断非常重要。

2. 常见病诊治举例

（1）新生儿自然出血症：是由于新生儿维生素 K 缺乏，导致体内某些维生素 K 依赖性凝血因子的活力下降，引起的自限性的出血性疾病。分为三种类型：①早发型：出生后 24h 内的出血，主要表现为皮肤出血、头颅血肿、帽状腱膜下出血、脐残端渗血及大量的消化道出血，或严重的颅内出血，多与母亲孕期使用抑制维生素 K 的药物有关。②经典型：症状出现在出生后 2～6 天，多为母乳喂养儿，常见是消化道出血、脐残端渗血等。③迟发型：发病在生后 1 个月左右，常见于单纯母乳喂养儿，也可见于慢性腹泻、肝胆疾病等，主要的出血部位是颅内，其次是皮下、消化道、注射部位等。主要根据患儿的临床症状，以及凝血酶原时间明显延长，给予维生素 K 治疗后上述症状缓解、凝血功能恢复正常等协助确诊。

（2）糜烂性胃炎：可由药物和疾病引起。药物诱发的溃疡多见于服用非甾体抗炎药、大剂量长疗程使用糖皮质激素；使用华法林、肝素等抗凝，使原有出血加重，或使原有的非出血性病变发生出血。出血常呈间歇性，伴上腹部不适、食欲下降等。内镜下表现为胃黏膜上皮出血、糜烂或浅溃疡形成。治疗则以去除病因和对症治疗为主。

（3）消化性溃疡：主要指发生于胃和（或）十二指肠的慢性溃疡性疾病。新生儿和婴幼儿的消化性溃疡多为继发性溃疡，多与应激因素或服用非甾体抗炎药有关，小儿常见的应激因素有严重全身性感染、休克、手术、外伤等。常以突发出血为第一症状，有的仅有隐性失血，以贫血就医，病情相对较重。年长儿则以原发性溃疡多见，大多患儿有慢性胃痛史或幽门螺杆菌感染史，出血前可有诱发因素。腹痛呈周期性、节律性特点，这与胃酸的分泌有关，胃溃疡表现为餐前腹痛（进食—腹痛—缓解）；十二指肠则表现饥饿痛或夜间痛（腹痛—进食—缓解）。大多数溃疡出血前上腹部或脐周剧烈疼痛，对碱性药物效果不好，出血后疼痛减轻。胃镜检查是诊断溃疡病准确率最高的方法，在出血时也可应用，并可在内镜下控制活动性出血。消化性溃疡以药物治疗为主，幽门螺杆菌感染者需进行根除治疗：①克拉霉素耐药率较低地区方案：质子泵抑制剂+克拉霉素+阿莫西林，10～14 天，若青霉素过敏，则换用甲硝唑。②克拉霉素耐药率较高地区方案：含铋剂的三联疗法（阿莫西林+甲硝唑+胶体次枸橼酸铋剂）。③序贯疗法：质子泵抑制剂+阿莫西林 5 天，质子泵抑制剂+克拉霉素+甲硝唑 5 天。

（4）食管胃底静脉曲张：食管与胃底静脉曲张破裂是肝硬化门静脉高压的严重并发症。年长儿主要见于慢性肝炎，婴幼儿则多继发于胆汁淤积性肝病。其突出特点是呕血为咖啡色或鲜红色，通常出血量大，自口鼻涌出；部分病例可呕血少而便血多；少数无呕血，仅有黑便。大量出血者可迅速发生休克，甚至诱发腹水和肝性脑病。常有黄疸、蜘蛛痣、脾大、腹壁静脉怒张和腹水，大出血者脾脏可缩小。胃镜检查可确诊，并可行止血治疗（如套扎、注射硬化剂等）。

（5）Mallory-Weiss 综合征：由于各种原因引起的剧烈恶心、呕吐，胃内压骤升，致使食管贲门连接处的黏膜垂直撕裂，继而出现呕血，75%～90% 的出血可自行停止，且很少会发生再次出血，内镜下表现为黏膜上有红色或白色纵行裂隙。

（6）肝外门静脉阻塞（EHPVO）：多见于儿童，占小儿门静脉高压症的 40%～60%。EHPVO 指门静脉主干和（或）其分支部分或完全阻塞，血流受阻导致门静脉压力增高，为减轻门静脉高压，在门静脉周围形成许多向肝性扩张迂曲的侧支循环。由于这些血管在大体标本切面呈海绵状血管瘤改变，又称门静脉海绵样变性。EHPVO 临床表现为一系列的门静脉高压症候群，属于肝前性门静脉高压症，主要为食管胃底静脉曲张，甚至破裂出血和脾大并脾功能亢进，长期肝内门静脉供血不足也可以引起肝内胆管病变，患儿可出现发育迟缓等。彩色多普勒超声可作出初步诊断，CT、MRI 对其诊断也具有重要意义。针对 EHPVO 的治疗方式较多，传统治疗措施包括药物治疗、内镜介入治疗、外科手术治疗和肝移植等。

第十二章　便　　血

一、思维导图

便血诊断思维导图见图 12-1。

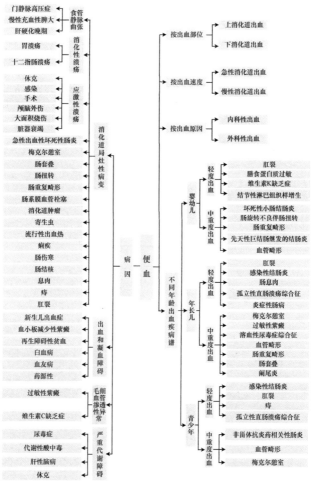

图 12-1　便血诊断思维导图

二、诊断流程

(一)病史采集

1. 年龄 各年龄段的患儿便血的病因不完全相同,如肛裂、细菌性肠炎等在所有年龄段均可见;肠重复畸形多见于 1 岁以内的儿童;肠套叠、牛奶/蛋白质过敏见于婴幼儿;梅克尔憩室则多见于年长儿。

2. 便血量、颜色及与排便的关系 少量便血见于直肠、乙状结肠及肛周病变,大量便血多见于急性出血性坏死性肠炎或上消化道大出血者。出血的部位距肛门越近,便血的颜色越鲜红。便血与粪便不相混,血在大便后滴下,多见于痔、肛裂、直肠息肉等;粪便呈黏液脓血便者,多见于感染性肠炎。

3. 便血的病程、持续时间和频率 对评估出血的严重程度至关重要。

4. 伴随症状 便血伴呕吐、腹泻、发热等,见于感染性结肠炎;便血伴便秘者,多见于痔等肛周病变;便血伴排便疼痛者,可能系便秘或炎症性肠病(IBD);便血伴皮疹、关节肿痛者,见于过敏性紫癜;便血伴剧烈腹痛,甚至休克者,见于肠系膜血管阻塞、出血性坏死性肠炎、肠套叠;便血伴腹部包块者,见于肠套叠、肿瘤等;便血伴全身多部位出血者,多见于血液系统疾病、DIC 等;无痛性便血可能见于肠息肉、梅克尔憩室和血管异常。此外,还应注意是否伴随乏力、口干、心悸、晕厥等循环衰竭的表现。

5. 既往史 注意询问近期有无肠息肉切除史或其他手术史,抗血栓药、非甾体抗炎药、糖皮质激素等用药史有助于鉴别药物性出血。由于儿童期的首次消化道出血可能是先天性或遗传性所致,因此应重点询问炎症性肠病、息肉综合征、肝病和出血性疾病等家族史。

6. 其他 摄入某些特殊的物质可导致粪便颜色异常,如可使粪便变红的物质(果酒、甜菜根、火龙果)或使粪便变黑的物质(甘草、蓝莓、菠菜、铁剂)等;婴幼儿喂养史、生长发育史有助于食物蛋白过敏性疾病的诊断;疫区旅居史有助于鉴别感染性疾病;对于蹒跚学步的幼儿和青少年患者,若怀疑存在意外或有意识地摄入异物或药物等情况时,还应向其共同生活的家庭成员详细了解情况。

（二）体格检查

动态监测出血患儿的心率、血压等循环状况，对出血严重程度的评估至关重要。除了生命体征和创伤体征的检查外，还应关注皮肤黏膜是否有苍白以反映失血程度；皮肤黏膜及巩膜黄染可能提示急性或慢性肝病；检查是否存在皮肤瘀点、紫癜、皮疹及其他特殊的皮肤改变，有助于鉴别出血性疾病、过敏性紫癜等；牙龈或唇部的黏膜色素增多可能提示波伊茨-耶格（Peutz-Jeghers）综合征，即黑斑息肉综合征，这是一种遗传性的，以多发性胃肠道息肉为特征的疾病。腹部查体见肝脾大，常提示门静脉高压，腹部膨隆、腹肌紧张、腹部创伤等可能需要紧急手术干预。肠鸣音活跃提示可能存在活动性出血，肛门指检能够发现瘘管或皮赘的证据，这些与炎症性肠病相关。直肠指检可发现肛裂、息肉等。

（三）辅助检查

1. 实验室检查 粪便的颜色可协助判断消化道出血的大致部位，粪便培养有助于感染性肠炎的诊断。血红蛋白和红细胞压积水平有助于评估确定出血的严重程度，并决定患儿何时或是否需要输血。出血严重时可继发血小板计数的下降，若同时合并门静脉高压，则还可能与脾功能亢进有关；相反，急性炎症性疾病常引起血小板计数的升高。凝血酶原或部分凝血酶活性时间延长与原发性肝病、维生素 K 缺乏、血友病和弥散性血管内凝血有关。肝功能检查对肝及胆道疾病的筛查有重要意义，一旦发现异常，则需要进一步的影像学或组织学检查。

2. 内镜检查 首选消化内镜检查来确定消化道出血的具体部位，但需要结合病史及胃管抽出液的情况，决定进行胃镜和结肠镜的先后顺序。对于下消化道出血的患儿，结肠镜的诊断率为48%～90%，上述检查仍不能确定出血来源者，则应考虑是否存在小肠出血。在 8 岁以下儿童的不明原因的消化道出血首选胶囊内镜诊断，阳性率约53%，病因包括息肉、血管异常、梅克尔憩室、肠重复畸形等。需要注意的是，胶囊内镜的主要并发症是胶囊滞留，因此如果怀疑有肠梗阻、狭窄、瘘管或肿瘤，以及确诊的炎症性肠病患儿，应避免使用胶囊内镜。对于胶囊内镜或计算机体层血管成像（CTA）仍不能明确的出血，可考虑小肠镜检查，由于该项检查的风险较高，目前尚未在儿童患者中广泛开展。

3. ⁹⁹锝放射性核素扫描 对于无痛性出血的患儿，尤其是解暗红色血便者，应尽早进行⁹⁹锝放射性核素扫描以排查梅克尔憩室出血的可能，建议在结肠镜检查前进行扫描。该检查可以识别整个肠道的异位胃黏膜病变，包括肠重复畸形。需要强调的是，阴性结果并不能完全排除异位胃黏膜的可能性。

4. 血管造影 肠系膜血管造影对于≥0.5ml/min的出血的诊断特异性为100%，但敏感性是可变的，取决于多种因素。基于CTA和磁共振血管成像（MRA）不良事件的风险较肠系膜血管造影术的低，因此临床应用更为广泛。对于出血速度快的病变而言，CTA的敏感性和特异性分别为70%～90%和99%～100%；而对隐蔽性胃肠道出血，CTA的敏感性可能接近55%。CTA缩短了检查时间，特别是那些拟进行MRA检查但无法成功镇静的患儿，CTA可在不使用镇静剂的情况下完成诊断。MRA也有可避免电离辐射、对比度和分辨率更好、能够进行动态对比增强和弥散研究等显著优势，如果怀疑出血的原因是IBD或息肉病者，MRA是首选的检查。

（四）诊断思路

血液由消化道自肛门排出，无论大便带血或全为血便，色鲜红、暗红或呈柏油样，均称为便血。消化道以Treitz韧带为界，当出血源在韧带近端者称为上消化道出血，Treitz韧带远端的出血则为下消化道出血。便血是消化道出血的主要临床症状之一，主要的出血部位在下消化道，若便血伴有呕血，则提示上消化道出血的可能。粪便的颜色取决于出血位置的高低、出血量的多少及在肠道停留的时间。

虽然下消化道出血的总体发生率低于上消化道出血，但随着年龄的增长，发病率逐渐增高，且可危及生命。因此，需进行全面的病史询问和仔细的体格检查以明确病因、制定有效的治疗方案。患儿治疗目标应包括血流动力学稳定，阻断出血来源和预防再出血的发生，治疗包括病因治疗、对症治疗和外科手术。

1. 诊断步骤（图12-2）

（1）第一步：确定是否为消化道出血。

许多物质如食品着色剂、进食甜菜根、火龙果等食物、服用某些药物如氨苄西林和苯巴比妥等可能会出现粪便颜色发红，类似便血。铁制剂、菠菜、巧克力、蓝莓、葡萄汁或甘草等物质的摄入可出现粪便颜色发黑，类似黑便。因此，需仔细询问病史，排除假性出血。

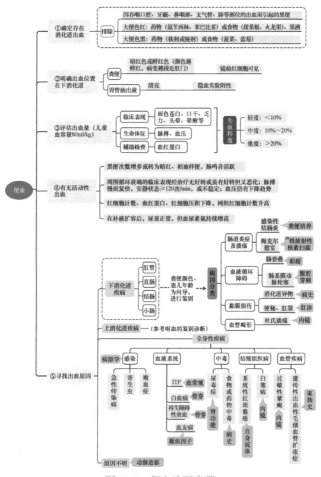

图 12-2　便血诊断步骤

（2）第二步：明确出血位置。

Treitz 韧带以下的病变通常表现为便血，且出血部位越接近肛门，便血的颜色越鲜红，粪便镜检可见红细胞。胃管抽出液清亮，隐血实验阴性。伴有呕血者，粪便常呈柏油样，常为上消化道出血引起，若出血量大，粪便的颜色可能是鲜红色或褐红色，故需仔细鉴别。

（3）第三步：评估出血的严重程度（同呕血）。

（4）第四步：判断有无活动性出血（同呕血）。

2. 寻找出血的病因　①肠道炎症及溃疡性病变；②肠道血液循环障碍；③胃肠黏膜的机械性损伤；④毛细血管通透性增加；⑤血管畸形；⑥出血、凝血功能障碍。首先应明确是否存在需要紧急干预的危重疾病，其次年龄也可作为便血鉴别诊断的重要依据。

3. 常见病诊治举例

（1）便秘与肛裂：是幼儿及学龄儿童直肠出血最常见的原因。坚硬的粪团造成肛门黏膜撕裂而出血，便血呈鲜红色，但血液与粪便不相混，伴排便前、后肛门疼痛。肛门指检时可以发现病变；直肠指检可见直肠扩张，常挤满坚硬的大便。改变不良的饮食及排便习惯，进行科学合理的排便训练有助于疾病的治疗。

（2）感染性疾病：是下消化道出血最常见的原因之一，可发生在任何年龄段，黏液脓血便多见。常见的细菌包括如下几种。①沙门菌：由于食入被污染的食物和饮料而感染，粪便培养可确诊。患儿常伴有发热、恶心等，系自限性疾病，不需要特殊治疗。②志贺菌：通过消化道传播，粪便培养可确诊。患儿临床症状轻重不一，轻者可表现为无症状感染或低热和呕吐等，重者则可能出现严重的中毒症状，病情呈自限性。③空肠弯曲杆菌：未煮熟的鸡肉和未经处理的水被认为是传播的重要传播媒介，粪便培养可确诊。早期表现为发热和不适，随后在24h内出现恶心、腹泻和腹痛。大多数病例是自限性的，但可反复发作或慢性发作。④耶尔森菌：与受污染的牛奶和其他食品有关，很难通过常规培养检测出来，需要特定的微生物技术检测手段以确诊，可出现发热和痉挛性腹痛等。⑤肠道侵袭性大肠埃希菌和肠出血性大肠埃希菌：可通过受污染的食物和水传播，症状包括发热、腹泻、大便带血。⑥艰难梭菌：产生内毒素，破坏结肠黏膜，可引起假膜性结肠炎。可能是由于抗生素的使用破坏了正常肠道菌群，毒素不能通过常规培养检测出来。⑦溶组织内阿米巴原虫：经粪-口途径传播，大多数感染是无症状的，但偶尔发生阿米巴痢疾或肝脏浸润。粪便中的虫卵和寄生虫可检出溶组织大肠埃希菌，但血清学检测对该病菌的抗体更为敏感。

（3）炎症性肠病：是一种胃肠道慢性炎症性疾病，具有明显的黏膜形态改变，包括克罗恩病和溃疡性结肠炎。腹泻、腹痛、体重减轻和发热是常见的症状。阳性家族史并伴有以上任何症状均可怀疑为炎症性肠病。内镜联合组织学检出可确诊。表现为不同程度的口腔溃疡，黏膜呈铺路石样改变，部分管腔狭窄，而溃疡性结肠炎的病变则主要在结肠，特征是弥漫性红斑、血管斑纹丧失、脆性、糜烂、溃疡和自发性出血。严重的溃疡性结肠炎在急性期，不宜进行全结肠的内镜检查。治疗包括抗炎、调节免疫等，部分患儿需外科手术。

（4）肠套叠：好发于 2 岁以下儿童，尤其多见于 4～10 个月的婴儿。是指部分肠管重叠而造成阻塞，多为近端肠管套入远端肠管。典型的表现为突然发展的肠绞痛，患儿哭闹不安，拒食，呕吐，面色苍白，于起病数小时后开始便血，呈果酱样大便或血性黏液便，腹部查体可在右上腹季肋区触及腊肠样包块。腹部 B 超可探及"同心圆"征象，空气灌肠为主要的治疗方法，若复位失败，则需手术治疗。

（5）肠息肉：可见于各年龄段，最常见于 5 岁以下儿童，表现为无痛性便血。结肠镜检查是首选的诊断和治疗方法。儿童最常见的息肉类型是炎症性或幼年性息肉，为良性病变，不易复发。

（6）梅克尔憩室：是胃肠道最常见的先天性消化道发育异常，约 50% 憩室内存在异位组织，2%～3% 的普通人群存在这种异常病变，但大多数成年患者可能是无症状的。儿童最常见的并发症是出血，尤以 2 岁以下儿童多见。当憩室被胃组织包围时，胃酸的分泌会导致邻近胃组织溃烂出血。放射性核素扫描是诊断该病的重要方法，^{99}锝放射性核素扫描显示右下腹出现异位胃黏膜可确诊。在扫描前给予 H_2 阻断剂可提高结果的准确性，治疗则以外科手术为主。

（7）过敏性肠炎：是新生儿和婴儿下消化道出血最常见的原因，由牛奶或大豆蛋白过敏所致。此类患儿多具有过敏史或家族史，常伴有湿疹，轻症者一般状况良好，严重者可出现低蛋白血症、营养不良等并发症。组织学检查可确诊，常有嗜酸性粒细胞增多的表现。改变喂养方式、回避饮食是主要的治疗方法。

（8）过敏性紫癜：一种多系统血管性疾病，该临床综合征以荨麻疹或紫癜性皮肤病变、腹痛、便血、关节痛或关节炎和血尿为特征，可伴有蛋白尿，部分患儿常因不明原因的腹痛就诊，而皮肤紫癜及便血等症状的出现时间较晚，易误诊。内镜下可见十二指肠降部沿血管皱襞分布的红斑、浅溃疡等病变。

（9）溶血性尿毒症综合征：常见于 5 岁以下、既往健康的儿童。溶血性尿毒症综合征导致血管内皮损伤，引起胃肠道和肾小球受累，而出现便血和腹痛，随后出现急性发作的溶血性贫血、血小板减少和肾功能不全。

（10）新生儿坏死性小肠结肠炎：便血可伴有腹胀、呕吐胆汁性液体，腹部 X 线片显示气腹，多见于早产儿，约 10% 的病例发生在足月新生儿，其发病机制尚不清楚。

（11）肠重复畸形：多发生在回肠及回盲部，症状可开始于任何年龄，多见于 1 岁以内小儿。可出现肠梗阻及消化道出血，也可有反复严重的便血。部分患儿可扪及腹部肿物。消化道造影有助于诊断，外科手术是主要的治疗措施。

（12）痔：可能是慢性便秘的结果，也可能继发于门静脉高压，或为特发性的。表现为直肠静脉支流的曲张而引起出血，在儿童时期不常见。

（13）遗传性出血性毛细血管扩张症：是遗传性的血管壁结构异常所致的出血性疾病。由于小血管、毛细血管壁变薄，缺乏结缔组织支撑，使局部毛细血管扭曲、扩张、变形，而导致出血。多发生在鼻、口腔黏膜、面、唇、手掌、腿等部位的皮肤，或胃肠道、内脏器官。本病多表现为鼻、牙龈、舌部出血，也可呕血、便血。如发生内脏大量出血时有生命危险。皮肤/黏膜可见红色针尖样红点、红斑，或斑片状，或毛细血管瘤样病损，内镜检查可发现胃肠毛细血管病变。本病有家族史，呈常染色体显性遗传。

（14）血管畸形：可见于任何年龄，表现为非孤立综合征，每一种综合征在肠道内都有不同的内镜表现。如血管增生指的是肠黏膜或黏膜下层的一种血管扩张，表现为薄壁、扩张、点状的红色血管结构。常见于左半结肠或回肠末端。因此应进行全结肠的内镜检查，必要时需行小肠镜检查，CTA 对于血管畸形的诊断也有较高的价值。需要注意的是，血管畸形常因治疗不完全或新发病变而复发。治疗首选内镜。

（15）肠系膜动脉栓塞：此病小儿罕见，风湿性心瓣膜病、心房颤动、先天性心血管病等合并感染性心血管内膜炎可形成血栓或赘生物，脱落后可栓塞肠系膜动脉。表现为突发性持续性剧烈腹痛，阵发性加剧，可牵扯至背部，常伴频繁呕吐、腹胀，大便为暗色血性液体，腹部压痛，肠鸣音减弱，甚至消失。全身情况常迅速恶化，出现周围循环衰竭。腹腔诊断性穿刺有助于本病诊断，如抽出液体为浆液血性，而临床病象又能排除其他急性腹痛疾患，则诊断的意义很大。

（16）孤立性直肠溃疡综合征（SRUS）：病理基础是由盆底和肛门外括约肌的不同步收缩引起直肠内压力增高，导致直肠前壁脱垂和缺血改变，若直肠内压不能得到有效缓解则引发溃疡。溃疡好发于直肠前壁距肛缘 5～10cm 处。该病通常表现为一系列症状，包括直肠出血、黏液排出、便秘伴长时间紧张、里急后重、下腹部和（或）肛周疼痛，贫血不常见。结肠镜检查可见结节、红斑、渗出、无蒂或带蒂的息肉样病变、溃疡，也可能是正常的黏膜，因此发现溃疡并不是诊断 SRUS 的必要条件。组织学是诊断的金标准，表现为黏膜层增厚，平滑肌束在隐窝之间延伸，隐窝结构扭曲，黏膜肌层增生，肌纤维消失，即使在肉眼看不到病变的情况下，也必须进行多次黏膜活检。治疗方法取决于严重程度：常见的治疗包括药物治疗（泻药、类固醇激素和美沙拉嗪灌肠）、排便生物反馈治疗和内镜治疗。

第十三章 腹 泻

一、思维导图

腹泻诊断思维导图见图 13-1。

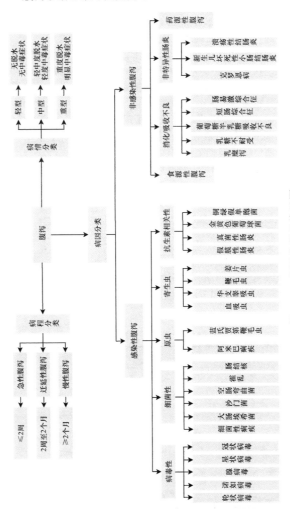

图 13-1 腹泻诊断思维导图

二、诊断流程

（一）病史采集

1. 基本信息 患儿年龄、喂养方式、饮食情况、药物使用情况、病程长短、流行病学史等。新生儿腹泻多考虑喂养不当或坏死性小肠结肠炎，婴幼儿腹泻多考虑感染性腹泻、食源性腹泻等。发病季节也有助于发病原因的诊断。判断是急性腹泻、迁延性腹泻还是慢性腹泻。

2. 大便性质 大便性状有助于辨别病因，如脓血便见于细菌性痢疾、鼠伤寒沙门菌肠炎等；黏液便见于细菌性肠炎；水样便或蛋花汤样便见于病毒性肠炎；豆腐渣样便见于真菌性肠炎、肠结核等。

3. 用药史 询问患儿有无服用泻药或清热解毒的中成药；有无长期应用抗生素导致肠道菌群失调所致的抗生素相关腹泻；长期使用免疫抑制剂时注意真菌性肠炎。

4. 伴随症状 伴发热时考虑感染性腹泻；伴呕吐时病变累及胃及小肠；伴有里急后重感说明病变累及直肠；伴有休克时应考虑合并有重度脱水或中毒性菌痢。

（二）体格检查

评估营养状况、生长发育，消化吸收不良患儿往往营养状况差、发育落后；根据精神状态、皮肤弹性、尿量多少、前囟或眼窝有无凹陷、口唇黏膜是否干燥、外周循环状态判断脱水及程度（表 13-1）；腹肌张力、质感、有无压痛、肠鸣音等。

表 13-1 患儿脱水程度评估

项目	轻度（3%～5%）	中度（6%～10%）	重度（>10%）
一般状况	良好	烦躁、易激惹	嗜睡或昏迷、软弱无力
脉搏	可触及	可触及（减弱）	明显减弱
血压	正常	体位性低血压	低血压
呼吸	正常	深，也可快	深快
黏膜	湿润	干燥	非常干燥
心率增快	无	有	有

项目	轻度（3%～5%）	中度（6%～10%）	重度（＞10%）
前囟	正常	稍凹陷	明显凹陷
眼泪	有	少或无	无
皮肤弹性	捏起后回缩快	捏起后回缩慢（≤2s）	捏起后回缩很慢（＞2s）
皮肤灌注	正常	正常	减少，出现花纹
尿量	正常	少尿	严重少尿或无尿

（三）辅助检查

　　血常规白细胞计数升高多提示细菌感染；大便常规中可见白细胞和脓细胞提示细菌性肠炎，真菌孢子和菌丝提示真菌性肠炎，虫卵提示寄生虫感染，潜血提示炎症性肠病、出血性坏死性小肠炎等；粪便病原学检查可以明确致病菌；血清电解质有助于判断脱水性质；肥达反应有助于伤寒、副伤寒的诊断；血气分析可以判断有无酸碱中毒。

　　超声及 X 线检查有助于肠套叠、坏死性小肠炎、肠梗阻等的诊断；钡灌肠检查有助于炎症性肠病及肠吸收不良综合征的诊断；肠镜检查可鉴别肠结核、肠肿瘤、克罗恩病、炎症性肠病等，并可取活检确诊。

（四）诊断思路

　　腹泻（diarrhea）是一组多病原多因素引起的消化道疾病，表现为大便次数的增多和大便性状的改变，多见于婴幼儿，是造成小儿营养不良、生长发育障碍和死亡的主要原因之一。腹泻在我国儿童中的发病仅次于呼吸道感染，位居儿童常见病症第二位，也是造成 5 岁以下儿童死亡的第二大原因。

　　腹泻病首先应明确是生理性腹泻还是病理性腹泻，病理性腹泻按病因可分为感染性和非感染性，按病程长短可分为急性、迁延性和慢性，按病情程度可分为轻型、中型和重型。临床中以急性腹泻最为常见，诊疗步骤见图 13-2。

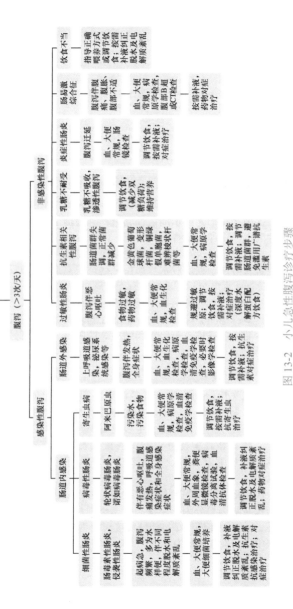

图 13-2 小儿急性腹泻诊疗步骤

小儿急性腹泻

腹泻（>3次/天）

感染性腹泻

非感染性腹泻

肠道内感染

细菌性肠炎
肠毒素性肠炎，侵袭性肠炎
起病急、腹泻频繁、多为水样便，伴不同程度脱水和电解质紊乱
血、大便常规，大便细菌培养
调节饮食，补液纠正脱水及电解质紊乱，抗感染治疗，对症治疗

病毒性肠炎
轮状病毒肠炎，诺如病毒肠炎
伴恶心呕吐、腹痛腹泻、呼吸道感染症状和全身症状
血、大便常规，外周血象、粪便显微镜检查，粪便分离试验、血清抗体检查
调节饮食，补液纠正脱水及电解质紊乱；药物治疗，对症治疗

寄生虫病

阿米巴原虫
污染水、污染食物
血、大便常规，病原学检查，血清免疫学检查
调节饮食，按需补液，抗寄生虫治疗

肠道外感染

上呼吸道感染、泌尿系统感染等
腹泻并发热、全身症状
血、大便常规，血生化，病原学检查，血清免疫学检查，影像学检查等
调节饮食，按需补液；抗生素对症治疗

过敏性肠炎

腹泻伴恶心呕吐
食物过敏、药物过敏
血、大便常规，血生化
规避过敏原，调节饮食，按需补液；对症治疗（深度水解蛋白配方饮食）

抗生素相关性腹泻

肠道菌群失调，正常菌群减少
金黄色葡萄球菌、变形杆菌、铜绿假单胞菌、难辨梭状菌等
血、大便常规、病原学检查
调节饮食，按需补液；调节肠道菌群，避免盲目广谱抗生素

乳糖不耐受

乳糖不吸收，渗透性腹泻
调节饮食（减少乳糖），维持营养

迁延性肠炎

腹泻迁延
血、大便常规，肠镜检查
调节饮食，按需补液；对症治疗

肠易激综合征

腹泻伴腹痛腹胀、腹部不适
血、大便常规，原学检查，腹部B超或CT检查
按需补液，药物对症治疗

饮食不当

指导正确喂养方式或调节饮食，按需补液纠正脱水及电解质紊乱

儿童液体维持量计算方法见表 13-2。

表 13-2　儿童液体维持量计算方法

体重（kg）	每天液体维持量 ［ml/(kg·d)］	每小时液体维持量 ［ml/(kg·h)］
0～10	100×体重	40×体重
11～20	1000+50×超过 10kg 的体重	40+2×超过 10kg 的体重
>20	1500+20×超过 20kg 的体重	60+1×超过 20kg 的体重

第十四章　心　　悸

一、思维导图

心悸诊断思维导图见图 14-1。

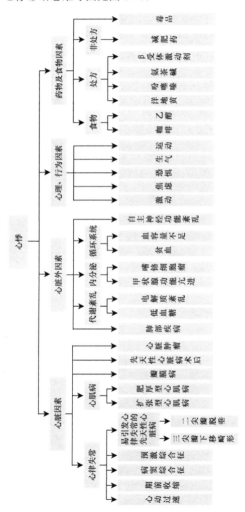

图 14-1　心悸诊断思维导图

心悸诊断步骤见图 14-2。

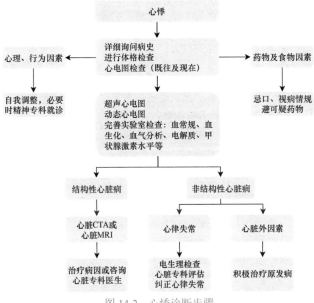

图 14-2　心悸诊断步骤

二、诊断流程

（一）病史采集

1. 心悸的起病方式和持续时间　心悸症状突发突止常见于阵发性室上性心动过速，缓慢起病可见于慢性心力衰竭、甲状腺功能亢进、传导阻滞等；与体位相关的心悸提示体位性心动过速综合征，心率和心律正常多考虑精神心理因素；心悸的持续时间可以是阵发性或持续性，阵发性可在数秒至数小时内自发终止，但持续性的往往需经治疗后才能终止。

2. 诱发因素　是否为剧烈活动或参加体育运动时出现的心悸，可能是运动诱发的心律失常导致的，如儿茶酚胺敏感性室性心动过速；有无进食咖啡、巧克力、茶等饮料或食物；有无服用可疑引起心悸的药物，如氨茶碱、β受体激动剂、三环类抗抑郁药等；发作时所处环境，有无久站、久坐或体位变化等。

3. 个人史及家族史　有无其他基础疾病或长期服药史；

近期生活中是否有重大事件发生，如精神刺激史；家族中是否有晕厥、猝死和心律失常的患者。

4.伴随症状　伴有头晕或晕厥，多见于自主神经功能紊乱、病窦综合征、各种快慢性心律失常等；伴心跳不规则，见于期前收缩等；伴有贫血，见于血容量不足、休克等；伴有发热，见于风湿热、心肌炎、心包炎、感染性心内膜炎等；伴有消瘦、多汗，见于甲状腺功能亢进等；伴有胸痛、乏力，见于心肌炎、心包炎、冠状动脉病变等；伴晕厥，见于血管传导阻滞、频发室性心动过速、心室颤动等。

（二）体格检查

应进行详细的体格检查，记录心率、血压等生命体征，合理进行心血管系统及相关系统的体格检查。观察甲状腺的质地、有无震颤、血管杂音。注重心脏的专科查体，心尖搏动的移位可能提示心脏增大；心尖搏动强度的增加提示心肌收缩力的增强，如高热、贫血、甲状腺功能亢进或左心室肥厚；叩诊发现心脏浊音界扩大，提示心室增大或扩张、心包积液等；听诊需要注意心率、心律、心音、杂音和额外心音等特征，心律、心音的变化常是心悸的主要原因，如高热、贫血、甲状腺功能亢进均可使第一心音增强，心肌炎、心肌病、心力衰竭、心肌梗死可使第一心音减弱、低钝，大面积心肌梗死或重症心肌炎时可出现"钟摆律"或"胎心律"，第一心音强弱不等可提示心房颤动、完全性房室传导阻滞，新近出现的杂音提示风湿热、感染性心内膜炎等，心包摩擦音提示心包积液。

（三）辅助检查

1.心电图　12导联心电图适用于所有心悸的患者，配合动态心电图监护系统明确是否心律失常及其类型，是否有传导阻滞、房室肥大、心肌缺血等。当心悸每天都发生，特别是有症状的时候，对于心律失常的诊断最有帮助。对于一些发作不频繁的患儿，可以选择时间长的事件检测记录仪，图14-3～图14-5显示了一些与心悸相关的常见心律失常。

2.实验室检查　血常规可以提示贫血或感染，通过CRP、ESR、降钙素原等检查进一步寻找感染的线索；心肌酶、心肌肌钙蛋白检测可提示心肌炎、心肌缺血等；电解质检测可判断是否由电解质紊乱引起了心律失常；怀疑甲状腺功能亢

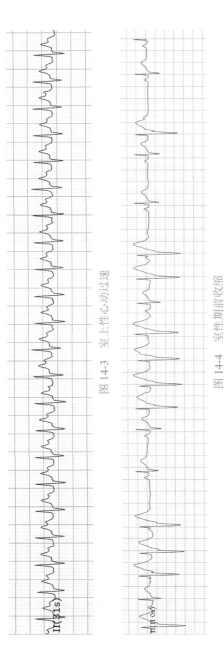

图 14-3 室上性心动过速

图 14-4 室性期前收缩

图 14-5 预激综合征

进或甲状腺功能减退者，可以行甲状腺激素、促甲状腺激素检测。

3.**心脏超声检查** 超声心动图可评估心内结构和心室功能。

4.**直立倾斜试验** 直立不耐受最常见于青少年，可以通过直立倾斜试验鉴别。

5.**心脏电生理检查** 可诱发或终止阵发性室上性心动过速，明确心动过速的电生理类型。

（四）诊断思路

心悸（palpitation）是一种自觉心脏跳动的不适感或心慌感，多见于年长儿，表现为对于自己心跳的一种不舒服的主观感受，心率可快可慢，可合并心律失常。心悸是儿科门急诊、心血管专科就诊的较常见症状之一。

心悸通常是一种暂时的症状，而且是一个很宽泛的主观描述，在就诊时总是无症状或是没有发生心悸，所以临床诊断评估有一定的困难。一份来自成人心悸的报告中发现，43%的心悸是由心脏原因引起的（40%有心律失常，3%有其他心脏原因），31%的心悸是由焦虑或恐慌症引起的，6%的心悸是由药物引起，4%的人有其他非心脏原因引起的心悸，16%的患者无法确定心悸的具体原因。同样在儿童中，心悸的主要原因为心律失常，如各种期前收缩、阵发性室上性心动过速、预激综合征、特发性室性心动过速等。

对于心悸患者，为了判断诊断和预后，必须区分心悸的类型和病因。尽可能寻找导致心悸的结构性和（或）心律失常性心脏病，以及非心脏原因导致的全身或精神疾病，最好能在症状期间获得常规心电图。因此，对于所有心悸患者都应进行初步临床评估，包括病史、查体、12导联心电图，可以明确大约一半患儿心悸的原因。若初步的临床评估完全是阴性，可以继续临床随访观察，高度怀疑快速性心律失常时，需行电生理检查。在儿童中我们不能忽视的是自主神经功能紊乱导致的心悸，文献中报道，原因不明的心悸患儿中，半数以上是自主神经功能紊乱所致，所以直立倾斜试验可以帮助寻找病因。另外一些罕见的先天性疾病及心脏肿瘤也是导致心悸的原因，可以选择心脏彩超、食管内超声或心脏MRI等检查明确。最后，心悸在具有焦虑和躯体化症状的精神疾病中也是很常见的。

第十五章 晕 厥

一、思维导图

晕厥诊断思维导图见图 15-1。

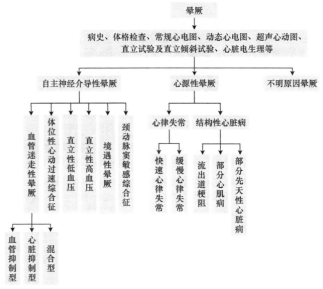

图 15-1 晕厥诊断思维导图

二、诊断流程

(一)病史采集

发作前的体位、诱因、发作先兆等，如是否长时间站立；是否有体位的突然改变；是否在密闭、闷热的环境；是否正处于特殊的场景，如排便、排尿、梳头等；是否有考试、悲伤、恐惧等精神心理因素；是否有头晕或眩晕、头痛、视物模糊、黑矇、胸闷、心悸、恶心、呕吐、面色苍白、大汗等发作先兆。

发作时是否有倒地及倒地的过程；有无意识丧失、口唇发绀、口吐白沫、四肢抽动、大小便失禁等。

患儿既往有无神经系统、心血管系统等特殊疾病史；家族中有无类似情况或不明原因的猝死。

（二）体格检查

晕厥患儿应进行详细的心血管系统和神经系统相关体格检查。

（三）辅助检查

血液系统相关检查、常规心电图、动态心电图、超声心动图、24h 动态血压及直立倾斜试验（head-up tilt test, HUTT）等。必要时需完善心脏电生理、核磁等检查作为鉴别诊断的依据。其中，心电图、超声心动图或心脏电生理检查有助于明确是否为心源性晕厥。直立倾斜试验结果有助于自主神经介导性晕厥的分类及与其他疾病的鉴别。

（四）诊断思路

晕厥是短暂性的全脑供血不足，导致一过性意识丧失，伴全身肌肉无力，姿势张力丧失，不能维持体位的症状，起病迅速，可自行缓解，不留后遗症。晕厥为儿童期常见急症，占急诊量的 1%～2%，国内资料显示 20%～30% 的 5～18 岁儿童经历过至少 1 次晕厥，女性发病率高于男性。晕厥的流行病学研究显示青少年和 60 岁以上的老年阶段是高发年龄，但儿童和成人阶段的晕厥在病因、发病机制及诊断思路上截然不同。反复晕厥影响儿童的身心健康、学习和生活质量，有些具有猝死风险。

儿童晕厥病因的分类详见思维导图，自主神经介导性晕厥占 70%～80%，是未成年儿童晕厥中最常见的基础疾病；心源性晕厥占 2%～3%，在儿童晕厥中虽然少见，但其引发猝死的风险较高，危及生命，应早期诊断，及时治疗，积极预防恶性事件的发生；剩余 20% 为不明原因晕厥。

晕厥的诊疗重点在于如何与其他原因所致的一过性意识丧失鉴别。一过性意识丧失（transient loss of consciousness, TLOC）是指意识自发的、一过性的完全丧失伴随快速的完全恢复的过程。人群中大约有一半人在一生中经历过 TLOC，病因主要包括晕厥和非晕厥两方面，晕厥的主要原因已在前面详述，非晕厥因素主要包括创伤性和非创伤性，后者为重点需要鉴别的疾病，包括癫痫、代谢紊乱、精神心理因素等。

自主神经介导性晕厥是由自主神经介导的反射调节异常或自主神经功能障碍导致的晕厥，多属于功能性疾病。其中又以血管迷走性晕厥及体位性心动过速综合征为主。

心源性晕厥可发生在任何年龄，是由心脏的结构或节律异常造成心脏有效射血减少或停止，导致心输出量不足引起脑灌注减低。心源性晕厥半年病死率超过 10%，心律失常晕厥是心源性晕厥最常见病因，包括快速心律失常和缓慢心律失常。

第十六章 胸 痛

一、思维导图

胸痛诊断思维导图见图 16-1。

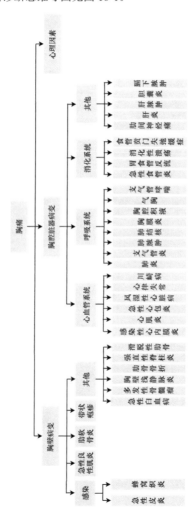

图 16-1 胸痛诊断思维导图

二、诊断流程

（一）病史采集

1. 现病史

（1）起病诱因、病因：疼痛是否与任何特定活动有关，如饮食或运动。

（2）症状特点：胸痛部位；胸痛发作时间、持续时间、频率、性质、与进食及吞咽的关系；胸痛位置，是否放射至颈部、上肢、背部或上腹部等；有无压痛；使疼痛加重的因素，如深呼吸、咳嗽、姿势、运动；疼痛缓解方法，如体位改变、休息、止痛药、抗酸药等。

（3）伴随症状：是否伴随发热、多汗、头晕、胸闷、呕吐、心悸、咯血、呼吸困难、咳嗽、喘息、厌食、体重减轻、胃灼热、吞咽困难等。

2. 既往史 是否有外伤史，是否存在任何可能与胸痛相关的潜在疾病，如哮喘、心律失常和镰状细胞肾病等，是否有其他药物的使用。

3. 家族史 家庭中近期是否有胸痛或心脏病发作患者；不明原因猝死，尤其在运动中；消化道溃疡性疾病；马方综合征；心律失常等。

4. 其他相关病史 最近在家或学校有无压力、焦虑等问题。

（二）体格检查

1. 一般情况 上肢血压和脉搏、呼吸次数、体温、心率、面色是否苍白或发绀、出汗、颈静脉怒张等。

2. 胸部检查 检查胸部是否有红、肿、热、压痛、外伤、瘀伤、不对称、局部肿胀和异常隆起的迹象。有无压痛、骨擦感、隆起或震颤；肺部叩诊有无异常，触觉语颤有无异常，胸部摩擦音提示胸膜炎；双肺呼吸音有无异常，双下肺湿啰音提示心力衰竭。双侧呼吸音是否一致，呼吸音有无减低，有无喘息及胸膜摩擦音。

3. 心脏检查 心音是否低钝，心尖部收缩期杂音提示二尖瓣脱垂。发生心肌梗死时，患者除了湿冷或休克外，可能还有血压低、心音低钝、奔马律、收缩期杂音。当患主动脉夹层时，患者可能表现为湿冷休克，同时表现为高血压、股动脉搏动消失、轻偏瘫和主动脉瓣杂音。

4.上腹部触诊检查　腹部有无触痛及外伤，双下肢有无静脉曲张，双下肢有无水肿。

（三）辅助检查

1. X 线胸片　当患儿存在急性胸痛、异物吞食、咳嗽、发热、呼吸困难、严重创伤史、心肺听诊异常时，用于诊断是否存在气胸、骨折、肺梗死、肺炎、胸膜炎。

2.食管 pH 监测及胃镜　胃肠型疼痛伴上腹部压痛。

3.心电图　尤其对存在心源性胸痛、心包炎性疼痛、心悸、心脏听诊异常或脉搏减弱、心律异常、猝死及心肌病、起搏器植入家族史时非常必要，有助于心包炎、心律失常、急性心绞痛的诊断与鉴别诊断。

4.超声心动图　用于鉴别胸腔积液、心包疾病、心脏瓣膜功能异常、心肌肥厚、心肌收缩异常、心力衰竭、心内膜感染及肺胆疾病。

5.胸部 CT 及 MRI　对胸部肿瘤、不易发现的病变有助于鉴别诊断。

（四）诊断思路

胸痛是儿童和青少年的常见症状之一，病因多样，可发生于单侧或双侧。虽然儿童胸痛多由非器质性原因引起，但对主诉胸痛的患儿，还是需要首先除外器质性疾病。器质性疾病多与急性发作、发热、胸痛有关，所以首先需对患儿进行详细的病史询问及系统的体格检查。对于生命体征不稳、呼吸困难、疼痛剧烈和有川崎病、系统性红斑狼疮，以及有家族猝死病史的患儿，需立即行心电图及超声心动图检查。如患儿近期有发热和心电图改变则要完善心肌酶谱检查。如患儿疼痛与进食相关，则需进一步完善幽门螺杆菌（HP）检查；如患儿近期存在外伤史，则进一步完善胸片检查。所以对于急性胸痛患儿，需评估生命体征、早期识别急危重症患者，给予积极诊治。但在大多数情况下，胸痛为非器质性胸痛，在这种情况下，患儿症状持续时间通常较长，多见于年长儿，尤其是青少年，需要询问压力因素，如学校和家庭问题，通过详细的询问病史和体格检查通常可以清楚地发现问题，在大多数情况下不需要额外的诊断检查及特殊治疗，通过改善生活习惯，避免剧烈运动，注意休息，减轻压力，在后期随访中大多数胸痛可缓解。

第十七章　发　绀

一、思维导图

发绀诊断思维导图见图 17-1。

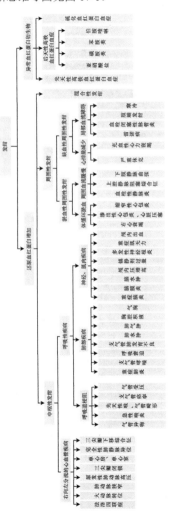

图 17-1　发绀诊断思维导图

婴幼儿发绀诊断思维导图见图 17-2。

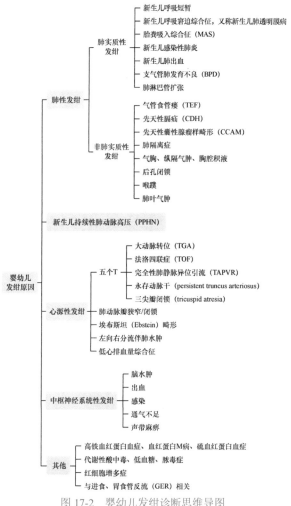

图 17-2　婴幼儿发绀诊断思维导图

二、诊断流程

（一）病史采集

1.发绀出现的时间及持续时间　出生时即出现症状可能

有短暂的新生儿呼吸急促、呼吸窘迫综合征（RDS）、气胸、胎粪吸入综合征、先天性膈疝（CDH）或先天性囊性腺瘤样畸形等；如果婴儿在出生数小时后出现呼吸窘迫和发绀，可能与紫绀型先天性心脏病、产后误吸综合征或气管食管瘘有关；婴幼儿持续性发绀，主要见于紫绀型先天性心脏病。

早期出现发绀（出生 1 周内）多见于完全性大动脉转位、右心室发育不良、肺动脉瓣闭锁或严重狭窄、三尖瓣下移畸形或闭锁、单心室、完全性肺静脉异位引流等；晚期发绀（出生 1 周后）常见于肺动脉瓣闭锁伴室间隔缺损、严重肺动脉瓣狭窄、左心室发育不良综合征、主动脉缩窄伴室间隔缺损、主动脉瓣狭窄、法洛四联症或其他复杂畸形等。

儿童期持续性发绀多见于先天性心脏病合并艾森门格（Eisenmenger）综合征，发绀合并呼吸困难建议排查哮喘、肺纤维化以及心力衰竭等。

2. 发绀的分布

（1）中枢性发绀：发绀多分布于全身皮肤、黏膜，皮肤常温暖，多见于心、肺疾病引起的肺通气与换气功能障碍、呼吸衰竭、肺氧合作用不足及右向左分流的先天性心脏病等导致的动脉血氧饱和度降低所致，如肺炎、胎粪吸入综合征、呼吸窘迫综合征、法洛四联症、Eisenmenger 综合征等。

（2）周围性发绀：发绀多局限于四肢末端与下垂的部位，皮肤温度低，常由于周围循环血流障碍，组织从毛细血管摄取更多的氧，致局部毛细血管血氧减低，还原 Hb $\geq$ 50g/L，多见于体循环淤血、心力衰竭、严重休克或寒冷等。

上肢、下肢发绀程度不同提示肺动脉与降主动脉之间存在异常交通，下肢发绀而上肢无发绀见于动脉导管未闭并肺动脉高压、导管前型主动脉缩窄，上肢发绀重于下肢发绀见于完全型大动脉转位合并动脉导管未闭。

3. 个人史及家族史 详细询问围产期病史，如窒息、母体摄入非甾体抗炎药（可导致动脉导管提前关闭）和胎粪吸入，这将增加新生儿持续性肺动脉高压（PPHN）的风险。食用泡菜后突然出现的发绀应考虑肠源性发绀。自幼发绀，有家族史，没有心、肺疾病及引起异常血红蛋白的原因，多考虑先天性高铁血红蛋白血症。

4. 伴随症状

（1）伴有呼吸困难：常见于重症肺炎、胎粪吸入综合征、新生儿呼吸窘迫综合征、心力衰竭及急性呼吸道梗阻等。

（2）伴杵状指（趾）：提示病史较长，可见于先天性心脏病或某些慢性肺疾病。

（3）伴意识障碍及衰竭：见于某些药物和化学物质中毒、休克，急性呼吸衰竭或循环衰竭。

（二）体格检查

要注重四肢血压的测量和四肢动脉搏动的检查，如果发现下肢血压低于上肢血压＞10mmHg及以上，提示主动脉缩窄。注意观察皮肤薄、色素沉着少和毛细血管丰富部位的发绀情况，如甲床、耳郭、鼻尖、口唇、舌等。杵状指（趾）是长期发绀导致的甲床下软组织增生所致，早期表现为指（趾）尖发红、发亮，完全成形后，指（趾）变粗、变宽、甲床凸起，通常在出生后6个月或年龄更大时才出现，最早见于拇指（趾），而且该处最明显，一般提示慢性缺氧、病史较长。注意记录呼吸频率、三凹征、肺部啰音等；注意双侧呼吸音是否对称，呼吸音低或听不到，可能是气胸、肺不张或胸腔积液等。注意记录心率，如新生儿安静状态下心率大于160次/min是不正常的，室上性心动过速时心率高于200次/min；心音的听诊中，P_2响亮亢进提示肺动脉高压，第二心音单一通常表示严重的肺动脉瓣狭窄或闭锁、主动脉瓣闭锁或狭窄，或单一动脉瓣（如永存动脉干）；心前区震颤提示有明显的大于3/6级杂音，提示有器质性心脏病的可能性。全身发绀伴意识障碍者常见于化学性发绀或呼吸、循环功能衰竭者，化学性发绀患者发绀程度虽重，但呼吸困难常不明显；而心功能不全所致的发绀常有明显的呼吸困难表现，甚至呈端坐呼吸；患者出现休克或DIC时，除出现意识障碍和全身发绀外，尚有皮肤湿冷、脉搏细速、尿量减少，血压下降等周围循环衰竭的表现。

（三）辅助检查

血常规红细胞增多提示慢性低氧血症状态。血红蛋白电泳可明确血液中是否存在异常血红蛋白。动脉血气有助于确定患者的氧合、通气和酸碱状态。血生化、电解质、血糖等，排除其他原因的患儿出现的低血糖、代谢紊乱等疾病。X线胸片可以显示肺野的异常，如肺淤血、肺少血、肺部感染等，以及心影的大小、位置及轮廓的异常。心电图可以了解是否有心脏扩大、心肌缺血、心律失常、传导阻滞等。超声心动图可明确心内结构及心功能是否正常。心导管检查及心血管造影可进一步了解心脏各腔室血氧、压力及是否存在异常通道。

高氧测试能够帮助鉴别发绀是由心脏疾病还是肺部病变所致。在测试中，给予患儿吸入 100% 氧气 10～15min，使得肺泡内充满氧气，从导管前动脉（通常从右上肢）获取动脉血气。如果动脉血氧分压（PaO_2）>100mmHg 或动脉血氧饱和度（SaO_2）增加 15%，可能是肺部疾病。PaO_2<70mmHg，上升<30mmHg 或 SaO_2 不变，可能为心脏原因（心内存在显著右向左分流）或新生儿持续性肺动脉高压（PPHN）。

（四）诊断思路

发绀（cyanosis）是指浅表毛细血管血液中还原血红蛋白增多（>50g/L）或变性血红蛋白增多（高铁血红蛋白含量超过血红蛋白总量的 15%）时，皮肤黏膜呈青紫色改变的一种表现，也可称青紫。发绀在儿童中一直是父母和医生深切关注的问题，尤其在婴幼儿中，发现发绀通常表明存在严重的潜在疾病，需要及时诊断，并尽可能提供及时的治疗。

值得注意的是，临床上出现发绀并不总是缺氧，缺氧时也不一定出现发绀。血红蛋白浓度可影响发绀的发生，如当患者的血红蛋白>180g/L 时，即使机体不缺氧，但当血液中的还原血红蛋白超过 50g/L，皮肤黏膜也可以出现发绀的现象；当患者存在严重贫血，血红蛋白<50g/L，即使血红蛋白都氧合，仍不能满足正常机体需要，机体处于缺氧状态，但皮肤黏膜并不出现发绀。所以，发绀和低氧血症虽然相互关联，但各自独立存在，临床医生要能及时发现患者的低氧血症。

引起发绀的原因主要是血液中的还原血红蛋白增加或存在异常的血红蛋白衍生物。根据发绀的发病机制不同，可以分为中枢性发绀、周围性发绀、混合性发绀和变性血红蛋白血症，其中中枢性发绀、周围性发绀和混合性发绀又称真性发绀，因为其主要原因是由于血液中的还原血红蛋白绝对量的增加，临床上往往提示机体存在缺氧。引起中枢性发绀常见的原因主要是心脏疾病、肺部疾病和中枢神经系统抑制，中枢神经受抑制多见于围产期窒息、母亲生产时镇静过度及宫内的胎儿窘迫，主要表现为不规则的浅表呼吸，肌张力降低等。变性血红蛋白血症并不是还原性血红蛋白增加所致，主要是血液中存在异常血红蛋白衍生物，如高铁血红蛋白（Fe^{3+}）、硫化血红蛋白等，可以由先天性和后天性因素引起，如先天性高铁血红蛋白血症［遗传性还原型烟酰胺腺嘌呤二核苷酸（NADH）细胞色素 b5 还原酶缺乏症、血红蛋白 M 病］；后天性高铁血红蛋白血症，主要是由于进食大量含亚硝酸盐的腌制食品或变质的蔬菜引起的中毒，又称为"肠源性青紫"，服用某些化学品或含硫药物后，使血液中的硫化血红蛋白增加也会出现发绀。假性发绀和中枢性发绀的鉴别见表 17-1，发绀的鉴别诊断见表 17-2。

表 17-1   假性发绀和中枢性发绀的鉴别

关注点	假性发绀	中枢性发绀
血液颜色	深棕色或蓝褐色	青紫色
血液暴露于空气中	血色不变	转为鲜红色
血红蛋白电泳	可见异常条带	无异常条带
分光镜检查	高铁或含硫血红蛋白	正常血红蛋白
常见疾病	高铁或硫化血红蛋白血症	先天性心脏病、肺部疾病

表 17-2   发绀的鉴别诊断

	呼吸	左侧及右侧上肢血氧饱和度	PCO_2	严重代谢性酸中毒	100% O_2 的反应
呼吸系统	呼吸急促、三凹征，啰音	无不同	↑或正常	没有	PaO_2 和 SaO_2 增加
心脏原因	呼吸急促，呼吸浅	+/-（通常为 5%～10%）	正常或↓	常有	无明显变化
PPHN	呼吸急促、呼吸衰竭	>10%～15%	正常	+/-	+/-
脓毒血症	可能存在呼吸窘迫	没有不同	正常	+/-	PaO_2 或 SaO_2 适度增加

第十八章 儿童高血压

一、思维导图

儿童高血压诊断思维导图见图18-1。

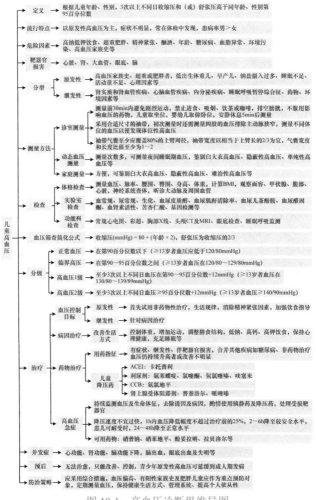

图 18-1 高血压诊断思维导图

二、诊断流程

（一）病史采集

儿童慢性高血压常无明显症状，往往在健康体检或其他疾病就诊时发现。接诊时应询问有无情绪激动、进食高钠食物、基础疾病等诱因，有无头晕、头痛、恶心、呕吐、耳鸣、失明、复视、胸痛、心悸、多汗、多毛、多饮、多尿、乏力、肥胖、腹痛、排尿困难、尿频、夜尿增多、关节肿痛、肢体麻木等症状及体征。不适的症状及体征分别持续的时间，其间有无缓解，在何种情况下缓解。发现高血压的持续时间，最高水平和一般水平，是否与季节相关，有无伴随症状，有无服用药物治疗，药物治疗的频次、剂量及疗效如何。病程中，患儿的一般情况如何，食纳、精神、睡眠等状态如何，大小便的情况。注意患儿既往有无高血压、肾及肾血管病变、糖尿病、心血管疾病、内分泌疾病、中毒、使用药物史（如麻黄素类滴鼻药、非甾体抗炎药、环孢素、促红细胞生成素等）等。详细询问患儿是否为低出生体重儿、早产儿，生长发育、体重变化、平时的身体素质、饮食情况、对钠盐的摄入情况、生活方式、运动及嗜好问题、家庭环境氛围及个人心理、睡眠情况等。还应询问家族中有无高血压、肥胖、肾脏及心血管、脑卒中等相关病史等。

（二）体格检查

测量身高、体重，计算体重指数；测量腰围及臀围；测量血压，估计所测血压在同龄、同性别、同身高人群中的百分位数，对于血压异常者需反复多次测量；应测量四肢的血压，观察有无异常的压差；观察体型、生长发育、营养状态、意识状态、面容及表情、姿势、步态、头颅外形、皮肤黏膜颜色、下肢有无水肿、生殖器及第二性征的发育情况；注意甲状腺是否肿大；心脏、腹部的视触叩听，尤其注意腰背部的血管杂音，四肢动脉的搏动、神经系统查体等。

（三）辅助检查

血常规、尿常规、生化全套、脑钠肽、血尿醛固酮、血尿皮质醇、血尿儿茶酚胺、香草杏仁酸等的初步诊断检查；心脏彩超、肾和肾上腺 B 超及 CT、头颅 MRI、数字血管造影、眼底检查、睡眠呼吸监测的检查等。

（四）诊断思路

对于高血压患儿，首先应鉴别是原发性还是继发性高血压，是真性还是假性高血压。评估患者高血压的分级及有无诱因、靶器官损害、合并疾病等情况。

1. 原发性高血压 指病因未明且以高血压为主要表现的一种独立性疾病，发病原因复杂，常有明显的家族史，可能与遗传性钙和钠离子转运障碍、肾素-血管紧张素系统平衡失调及胰岛素抵抗等有关；肥胖是儿童高血压的主要影响因素；膳食中食盐过多可导致高血压，饱和脂肪酸过多、低钙可促成高血压；长期精神紧张、交感神经兴奋性过高、睡眠不足、吸烟等均可使血压升高。

2. 继发性高血压 病因明确，是某些疾病的临床表现之一，此类高血压在儿童和婴儿中最常见，可呈急性或慢性过程。儿童高血压与肾脏疾病、肾血管疾病、心血管疾病、内分泌疾病或药物等有关。

（1）肾脏疾病：儿童高血压常见病因，又称肾性高血压，包括急性和慢性肾小球肾炎、肾盂肾炎、多囊肾、肾发育不全、肾肿瘤、结缔组织或糖尿病等继发性肾脏病变、溶血性尿毒症等。

（2）肾血管疾病：如肾动脉狭窄、肾动脉/静脉栓塞等。

（3）心血管疾病：主动脉缩窄、大动脉炎等。

（4）内分泌疾病：原发性醛固酮增多症、嗜铬细胞瘤、库欣综合征、甲状腺功能亢进等。

（5）中枢神经系统：脑炎、颅内出血、颅内水肿等。

（6）中毒：铅、汞中毒等。

对于无并发症、无靶器官损害的原发性高血压，治疗目标为同性别、年龄、身高儿童的第 95 百分位数以下；有并发症或靶器官损害的、继发性高血压，治疗目标为同性别、年龄、身高儿童的第 90 百分位数以下。对高血压 1 级，强调积极的生活方式干预；对高血压 2 级的药物治疗从小剂量和单一用药开始，个体化调整治疗方案和治疗时限。

高血压的一般治疗包括去除诱因，改变生活方式：①饮食指导，低钠、高钙、高钾、高镁饮食，且定时定量，防止偏食，戒烟限酒，饮食多样。②控制体质量：BMI 减少 10%，血压短期内可下降 8～10mmHg。③体育运动：有助于降低儿童尤其超重者的 BMI 并改善其血管功能，但在高血压 3 级血压未控制时，要限制竞争性体育运动。④其他：心理干预消除精神紧张和压力，禁止吸烟、酗酒，改善睡眠质量等。

对于有症状、继发性、伴靶器官损害、合并糖尿病、非药物治疗血压仍持续升高者或血压改善不明显者，建议药物治疗。用药原则遵循安全性高、不影响儿童正常的发育、药效持续时间长的药物、单药小剂量开始，无效或效果不佳时联合用药，个体化、缓慢逐步减量、用药过程中定期监测血压和评价治疗效果。重症高血压时，降压速度不宜过快、监护条件下选择静脉用降压药、密切关注患儿血压、瞳孔光反射、视力及高血压症状等。

第十九章　头　痛

一、思维导图

头痛诊断思维导图见图 19-1。

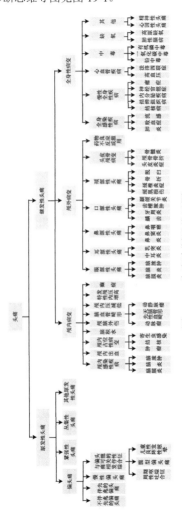

图 19-1　头痛诊断思维导图

二、诊断流程

（一）病史采集

　　详细的病史询问对于头痛的诊断很有意义，年长儿最好先询问患儿，再让家长核实。问诊需要注意头痛的特征、头痛病程为发作性还是持续性、急性还是慢性、头痛发作期的特征（部位、性质、程度、先兆、伴随症状、缓解方式、可能诱因等）、用药史、基础疾病史、心理行为、家族史等。对于慢性头痛的患儿，建议患儿及家长记录头痛日记。

（二）体格检查

　　应进行全面的体格检查，包括体温、脉搏、呼吸、血压、心肺腹查体，重点进行神经系统查体。

　　1. 一般查体　患儿有发热、意识改变、言语异常、精神行为异常应考虑脑炎的可能。

　　2. 头面部检查　观察头围及前囟的大小，注意有无头皮破损、头颅肿物、异常血管杂音等，鼻窦有无压痛，双眼视力及眼压是否正常，外耳道有无异常分泌物等。

　　3. 神经系统检查　发热、头痛、脑膜刺激征阳性多考虑颅内感染；有无肢体瘫痪、感觉异常，出现眼睑下垂，眼球活动受限，应考虑中脑、脑桥位置有无病变；若出现嗅觉减退，要考虑颞叶内侧病变；耸肩、转颈不能、吞咽、构音障碍，病变部位可能在延髓；膝腱反射活跃或亢进提示上运动神经元损害；有发热、头痛、病理征阳性，考虑锥体束受损。

（三）辅助检查

　　1. 一般检查　血常规中白细胞及中性粒细胞增高多提示细菌感染，贫血应注意颅内出血所致头痛；尿常规中尿糖、蛋白、潜血往往提示糖尿病、肾病等；脑脊液检查有助于颅内感染、高颅压、肿瘤等的鉴别，怀疑有脑炎、脑膜炎、中枢神经系统脱髓鞘等引起头痛的疾病，应进行腰椎穿刺化验脑脊液常规、生化、压力、病原学检查、免疫指标检测等；眼底检查对于颅高压有提示作用；脑电图对癫痫的诊断及鉴别诊断有非常重要的价值。

　　2. 影像学检查　头颅影像学检查，可能会发现引起继发性头痛的多种疾病，包括先天性畸形、颅内感染、脑积水、创伤及其后遗症、肿瘤、脑血管病等。头颅平片有助于了解头颅骨质、颅内钙化等情况；CT检查有助于颅内病变部位、性质的判断；MRI 检查更为精确，尤其在髓鞘、脑干、脑血管等病变。

（四）诊断思路

头痛是小儿神经科门诊患儿的最常见主诉，通常是指眉耳线以上部位的疼痛，为一种主观症状，头痛患病率随年龄逐渐增加，7 岁前儿童患病率为 37%～51%，15 岁前为 57%～82%，青春期前男、女患病率接近，青春期后女孩患病率增高。头痛按病程特点分类，可分为：①急性型：既往体健患儿突然出现急性头痛；②急性复发型：反复发作性的头痛，存在无症状的间歇期；③慢性进展型：头痛的频率和严重程度随疾病的时间延长逐渐加重；④慢性非进展型：持续性头痛，随病程进展并无加重；⑤混合型。

头痛病因复杂多样，主要包括：①原发性头痛病因：偏头痛的病因被认为是多基因复杂遗传和环境等多因素共同作用的神经系统疾病；紧张性头痛的发病机制尚不明确，中枢调节机制异常和神经介质代谢紊乱可能参与紧张性头痛的发生，心理因素也参与紧张性头痛的发生，颅骨周围肌肉紧张是紧张性头痛患儿的常见体征；丛集性头痛是以反复发作的剧烈头痛和自主神经症状为特征的原发性头痛，导致患者严重的痛苦和生活紊乱。②继发性头痛病因：急性发热性疾病，如流行性感冒、急性上呼吸道感染和鼻窦炎等，是儿童继发性头痛最常见的病因；其他如药物不良反应或药物滥用，血管紧张素转化酶抑制剂、血管紧张素受体拮抗剂及钙离子拮抗剂等药物具有头痛的潜在不良反应；炎症性脑病包括脑炎、脑膜炎、原发性中枢神经系统血管炎、中枢神经系统脱髓鞘疾病等；颅骨、颈部、眼部、耳鼻、鼻窦、口腔、牙等异常及精神科疾患等都可引起头痛。

详细的病史采集、查体、辅助检查有助于头痛的诊断及病因分析。①病史：不同年龄患者头痛表现不一，婴幼儿对于头痛不会表达，可能表现为哭闹、拍打头部等，年长儿通常可以自行描述头痛情况，包括头痛部位、性质、伴随症状及持续时间等。长期慢性头痛可能伴有焦虑、抑郁和行为问题，影响患儿进食、睡眠等。偏头痛其特征是反复发作，强度通常为中至重度，可持续 2～72h，可单侧或双侧，为搏动性头痛，活动后加重，需卧床休息，常伴有恶心、呕吐、畏光等表现。儿童偏头痛约 10% 有先兆，包括视幻觉、视错觉、运动、感觉异常，失语等。紧张性头痛为非搏动性，头痛强度为轻到中度，不会随活动加重，可持续约 30min 至 7 天。丛集性头痛常表现为单侧疼痛，疼痛程度为重度，持续时间一般小于 3h，常伴有流泪、结膜充血、卡他症状、眼睑水肿、眼睑下垂等，丛集性头痛在儿童患者罕见。②继发性头痛者，头痛只是基础疾病的症状之一，需进一步明确基础疾病。②体格检查：进行全面的查体，尤其注意测血压、视力，有无局灶性神经系统体征等。③辅助检查：根据临床情况决定，如血常规、生化、EEG、头颅影像学检查、腰穿等。

患儿头痛为急性全头痛，应注意有无发热、全身感染、中枢神经系统感染、中毒、惊厥后、高血压、电解质紊乱、低血糖、腰穿后、创伤、出血等。急性局部头痛，多考虑鼻窦炎、中耳炎、眼部疾病、创伤、牙齿疾患、颞下颌关节功能不良、枕部神经痛等。急性复发型头痛，若伴有视幻觉、感觉、运动异常，畏光，恶心，呕吐等，需考虑偏头痛。急性复发型头痛伴有单侧眼部疼痛、结膜充血、流泪、卡他症状、瞳孔缩小或眼睑下垂等，多考虑丛集性头痛。慢性进展性头痛，常见病因有肿瘤、脑脓肿、硬膜下血肿、脑积水、出血、高血压、血管炎等，需进一步进行头颅影像学检查；慢性非进展性头痛，要询问有无精神、情绪等异常，注意诈病、焦虑、抑郁等情况。

若患儿在进食巧克力、含咖啡因的饮料、味精、油炸食品等出现头痛，头痛性质为搏动性头痛，单侧或双侧，程度为中至重度，其一级或二级亲属有头痛病史者，多考虑偏头痛；头痛为非搏动性，压迫感或紧张感，累及双侧，程度为轻至中度，多考虑紧张性头痛；若头痛为慢性钝痛，应警惕颅内占位性病变的可能；若患儿长期口服抗癫痫药物等，注意药物导致的头痛；若患儿出现反复剧烈恶心、呕吐，发作可持续数小时至数天，伴有头痛，发作间期症状完全缓解，应考虑周期性呕吐综合征的可能性；头痛如果在坐位出现，伴或不伴颈强直，头晕、耳鸣等，卧位缓解，要考虑自发性低颅压综合征。

头痛的治疗：①对于原发性头痛的治疗有非药物治疗和药物治疗，非药物治疗主要是避免诱发发作的因素，规律睡眠，适当锻炼等；药物治疗包括急性发作期的处理和预防性治疗，偏头痛和紧张性头痛急性期可以选用非甾体抗炎药，偏头痛也可选用曲坦类药物，偏头痛预防药物首选氟桂利嗪，丛集性头痛急性期可选用氧疗及曲坦类药物，预防性治疗首选维拉帕米。②对于继发性头痛主要针对病因进行相应治疗。

第二十章 惊 厥

一、思维导图

惊厥诊断思维导图见图 20-1。

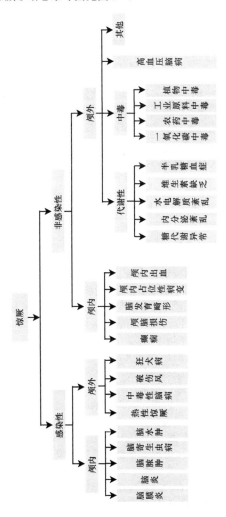

图 20-1 惊厥诊断思维导图

二、诊断流程

详细询问患儿首次惊厥发作年龄、季节、发作时的表现、发作次数、持续时间、意识状态、有无诱因（发热、饥饿、心律不齐、睡眠不足、疲劳、心理压力、精神刺激、饮酒、过度换气等）、常居住地、有无外伤、有无毒物/药物等接触史、出生史、家族中有无类似病例、生长发育史、预防接种情况等。

患儿发病年龄多在 6 个月至 5 岁，且在发热初期或体温上升期出现抽搐，生长发育正常，排除颅内感染，多考虑热性惊厥。热性惊厥根据发作形式、发作次数及持续时间又分为单纯性热性惊厥和复杂性热性惊厥，单纯性热性惊厥发作形式为全面性发作，发作时间≤15min，1 次热程仅发作 1 次，复杂性热性惊厥满足以下三条之一即可：局灶性发作，发作时间＞15min，1 次热程发作≥2 次。若 1 岁以内出现抽搐，发作形式多样，发作频繁，具有热敏感性，发作后患儿智力/运动发育倒退，应考虑德拉韦（Dravet）综合征（又称婴儿严重肌阵挛癫痫）的可能，需进一步进行基因筛查。患儿无明显诱因出现惊厥发作，发作次数 2 次以上，且 2 次发作间隔超过 24h，伴有意识丧失，可诊断癫痫。若 1～2 岁患儿，无发热，出现腹泻、呕吐后频繁抽搐，生长发育正常，排除颅内感染等情况后应考虑轻度胃肠炎伴婴幼儿良性惊厥。患儿在发热、腹泻等情况下出现频繁抽搐，伴有智力/运动发育倒退，多考虑遗传代谢性疾病，需进一步完善血、尿串联质谱分析及基因检测等。

患儿长期禁食后出现抽搐，应考虑低血糖引起的惊厥。患儿惊厥发作时四肢肌张力高，爪形手，发作初期意识尚清楚，多考虑低钙引起的惊厥，需进一步查血钙离子。若新生儿出生时脐带有污染情况，后出现惊厥，要考虑新生儿破伤风的可能。患儿惊厥发作发生在精神刺激后，无意识丧失，多考虑心因性非痫性发作。患儿发热抽搐、未按时接种疫苗、发病在冬春季节，应警惕流行性脑脊髓膜炎的可能。患儿惊厥在夏秋季节发作、有蚊虫叮咬史，应考虑流行性乙型脑炎。若夏秋季频繁抽搐者，应警惕中毒性细菌性痢疾，进一步查大便常规等。患儿长期居住在牧区，应注意脑囊虫病。患儿外伤后出现抽搐，应警惕颅内出血等。患儿有毒物、药物接触史，应考虑毒物/药物中毒。患儿无诱因抽搐发作，家族中有类似病史，应考虑癫痫及遗传代谢性疾病。

（二）体格检查

应进行全面的体格检查，包括体温、脉搏、呼吸、血压、心肺腹查体、眼底检查等，同时进行详细的神经系统查体。

1. 一般查体 患儿有发热、意识改变、精神行为异常应考虑脑炎的可能；皮肤牛奶咖啡斑、色素脱失斑应考虑结节性硬化症；有鼠尿味多考虑苯丙酮尿症；有特殊面容应考虑染色体病、溶酶体病等。

2. 颅神经查体 出现眼睑下垂，眼球活动受限，应考虑中脑、脑桥位置有无病变；若出现嗅觉减退，应考虑颞叶内侧病变；耸肩、转颈不能，吞咽、构音障碍，应警惕延髓病变。

3. 肌张力 肌张力增高提示上运动神经元损害和锥体外系病变。

4. 膝腱反射 活跃或亢进提示上运动神经元损害。

5. 脑膜刺激征（颈强直、Kernig 征、Brudzinski 征） 发热、惊厥伴有脑膜刺激征阳性多考虑颅内感染。

6. 病理反射（Babinski 征、Oppenheim 征、Gordon 征等） 有发热、惊厥、病理征阳性，考虑锥体束受损。

（三）辅助检查

1. 头颅影像学检查 头颅 MRI 对于感染、脱髓鞘病、颅内占位性病变等意义大；头颅 CT 对于出血、钙化有帮助；怀疑脑血管病变和畸形可行脑血管造影；考虑局灶性皮质发育不良（FCD）除了进行头颅 MRI，还可进行正电子发射体层成像（PET）。

2. 脑电图检查 对各种类型的癫痫有诊断意义，对脑病和脑炎的诊断及病情判断可能有帮助。

3. 脑脊液化验 怀疑有颅内感染，应进行腰椎穿刺化验脑脊液常规，进行生化及病原学检查等。对于考虑免疫性脑炎者，应行脑脊液和血的自身免疫性脑炎相关抗体的检测。

4. 血、尿串联质谱分析 怀疑遗传代谢性疾病应进行血、尿串联质谱分析。

5. 基因及酶活性检测 对于怀疑基因突变导致的疾病，进行基因检测。

6.其他 血、尿、大便常规、血氨、乳酸、酮体、同型半胱氨酸、血糖、肝肾功能、甲状腺功能、肿瘤标志物等。

（四）诊断思路

惊厥是大脑神经元异常同步化放电所致的全身或局灶肌肉抽搐，全身性发作常伴有意识丧失。惊厥是儿科常见的神经系统急症，惊厥的病因大体可以分为感染性和非感染性病因。

惊厥感染性病因可分为颅内感染和颅外感染。颅内感染性病变是病原微生物（如细菌、病毒、真菌、寄生虫等）感染引起的脑膜炎或脑炎、脑脓肿等，脑脊液检查对诊断和鉴别诊断有较大帮助。颅外感染性病变包括热性惊厥、各种全身性严重感染所致的中毒性脑病（多并发于脓毒症、重症肺炎、细菌性痢疾等）、破伤风、狂犬病等。

惊厥非感染性病因亦包括颅内病变和颅外病变。颅内病变常见的包括颅脑损伤、脑发育畸形、颅内出血、颅内占位性病变、癫痫等。颅外病变包括代谢性疾病［水电解质紊乱、糖代谢异常、内分泌紊乱、维生素缺乏等］、中毒（农药、植物、一氧化碳、工业原料等）、高血压脑病及其他疾病。

惊厥发作分为局灶性和全面性两种，根据不同病因及神经系统受累部位的不同，惊厥发作形式不同。局灶性惊厥发作前可有运动或感觉的先兆，表现为身体局部抽搐或者强直。典型全面性惊厥发作时患儿意识完全丧失，全身骨骼肌不自主、持续地强直性收缩，或者肢体有节律地抽搐，伴有口周颜面部发绀、口吐白沫、大小便失禁等，发作后患儿困倦、乏力。热性惊厥患儿惊厥后神志很快恢复。惊厥持续状态过长可能会造成严重的神经系统损害。

惊厥是一临床症状，惊厥的鉴别诊断必须结合相关的病史，有无发热、腹泻、睡眠不足等诱因，发病年龄、季节、出生史、家族史、临床表现及相关辅助检查等进行分析。

惊厥的治疗原则是要尽快明确惊厥的病因并进行有针对性的治疗，同时控制惊厥，稳定生命体征。①一般处理：避免意外伤害，保持头偏向一侧，维持呼吸道通畅，避免窒息及误吸，注意三个不要，即不要向患儿口腔塞入任何物品，不要过度用力按压患儿，以免造成骨折，不要掐人中。②止惊治疗：惊厥发作5min内自发缓解者监测患儿生命体征，可不给予药物止惊，发作超过5min者需要及时给予药物止惊治疗，首选苯二氮䓬类。③病因治疗：及时、准确地了解惊厥的相关病因，并进行针对性治疗。④对症处理：高热降温，高颅压者以20%甘露醇降颅压等。

第二十一章 贫 血

一、思维导图

贫血诊断思维导图见图21-1。

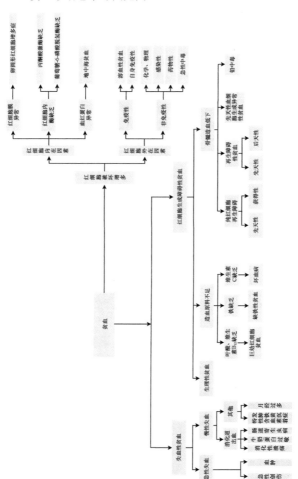

图 21-1 贫血诊断思维导图

二、诊断流程

(一)病史采集

（1）贫血发生的年龄、时间、速度、伴随症状。

（2）家族有无贫血患者。

（3）有无进食蚕豆或蚕豆类食品，有无明显使用药物后引发的溶血性贫血症状。

（4）是否有急性失血史，或消化道溃疡、溃疡性结肠炎、牛奶/蛋白过敏或血尿、咯血、月经过多等所致慢性失血。

（5）有无偏食、厌食等所致营养不良。

（6）有无苯、铅、解热镇痛类药物等化学物品接触史。

（7）有无黄疸、酱油色尿、肝区不适、腰背部疼痛。

（8）有无结核、肿瘤、肝肾疾病、寄生虫等病史。

(二)体格检查

（1）注意有无皮肤、黏膜、结膜、甲床苍白，巩膜黄染，毛发色泽减退，舌乳头萎缩，口角干裂，指甲扁平或凹陷。

（2）注意有无出血、肝脾淋巴结肿大、胸骨压痛。

（3）有无感觉异常、共济失调、振动觉减退等神经系统症状。

（4）肛门和妇科检查，注意排查痔出血、直肠肿瘤、经血过多、子宫肌瘤等。

(三)辅助检查

（1）血常规+网织红细胞计数、外周血涂片、尿/大便常规。

（2）肝功能、肾功能、血清离子、血清铁、造血四项、促红细胞生成素（EPO）。

（3）血红蛋白电泳、骨髓细胞形态学检查。

（4）游离血红蛋白、库姆斯试验、自身抗体、CD55及CD59检测、酸溶血试验。

（5）X线胸片、腹部及淋巴结B超、胃肠道内镜等检查。

(四)诊断思路

临床引起贫血病因主要有失血性贫血、红细胞破坏增多、生成不足，据此可将贫血分为以下3种类型。

1. 失血性贫血

（1）急性失血：病程短急，可见黏膜迅速变苍白、心率增快、呼吸困难，严重者发生循环衰竭。临床症状取决于失血的速度和失血量。血细胞成分呈平行性减少。急性失血多见于各种原因所致的创伤，在创伤后突然起病；体表、体腔或内脏可见创伤及出血部位，清创止血后出血即停止；非开放性创伤多见于局部皮下或肌间血肿，局部穿刺可明确诊断，或依据血常规作出推断。

（2）慢性失血：病程较长，渐进性加重，患儿多有消瘦，生长发育可受影响。患儿多为小细胞低色素性贫血，红细胞体积变小，大小不一，中央淡染区扩大。血清铁及骨髓外铁减少。临床常见消化性溃疡、牛奶/蛋白过敏、肠道寄生虫病、特发性肺含铁血黄素沉着症等因素所致的慢性消化道出血，主要表现为间断腹痛、腹泻、黑便，体格消瘦，黏膜苍白，病程较长。此外，青春期女性儿童可因月经过多，出现慢性失血性贫血。

2. 红细胞破坏增多　包括红细胞内在因素与外在因素，可急性起病，亦可呈缓长病程。如溶血性贫血，急性溶血短期内可出现黄疸、皮肤黏膜苍白、黄染，部分可见酱油色尿；实验室化验可见红细胞、血红蛋白减少，IBil 升高，骨髓造血活跃，外周血小板、网织红细胞增多。

（1）红细胞内在因素：常见于红细胞膜异常（卵圆形红细胞增多症）、红细胞内酶缺乏（葡萄糖-6-磷酸脱氢酶缺乏、丙酮酸激酶缺乏）、血红蛋白合成或结构异常（地中海贫血、异常血红蛋白病）等，可因感染、药物等因素急性加重，实验室检查可见红细胞形态异常、葡萄糖-6-磷酸脱氢酶缺乏、血红蛋白电泳异常，基因检测可见相应基因突变位点。

（2）红细胞外在因素：常见免疫性溶血、感染、急性中毒等。免疫性溶血多见于新生儿母婴血型不合、不相合输血后，起病急骤，进展迅速，很快出现重度贫血、严重黄疸、高钾血症、急性肾损伤，严重者呼吸循环衰竭。感染因素多见于钩端螺旋体病、梨形虫病，实验室检查可见相应病原体。此外，毒蛇咬伤、铜中毒等亦可引起溶血性贫血。

3. 红细胞生成障碍性贫血

（1）生理性贫血：出生后随着血氧含量增加，新生儿 EPO 减少，骨髓造血功能暂时降低。此外，新生儿红细胞寿命短、破坏较多，且生长发育迅速、循环血量迅速增加，致红细胞及血红蛋白含量逐渐降低，至 $2\sim3$ 月时血红蛋白降至 $100g/L$ 左右，出现轻度贫血，称为"生理性贫血"。

（2）造血原料不足：如叶酸、维生素 B_{12} 缺乏或利用障碍致巨幼红细胞贫血，铁缺乏或利用障碍致缺铁性贫血、铁粒幼细胞贫血，维生素 C 缺乏导致坏血病。巨幼红细胞贫血特点为贫血、神经精神症状、红细胞体积变大、骨髓中出现巨幼红细胞，用维生素 B_{12} 和（或）叶酸治疗有效。缺铁性贫血特点是小细胞低色素性贫血、血清铁蛋白减少、铁剂治疗有效。

（3）骨髓造血低下：如再生障碍性贫血、纯红细胞再生障碍性贫血、先天性血细胞生成异常性贫血、造血系统恶性克隆性疾病。铅中毒可引起卟啉代谢障碍导致血红蛋白合成减少，并抑制红细胞膜 Na^+,K^+-ATP 酶活性，引起溶血，最终出现贫血症状。

第二十二章　血　尿

一、思维导图

血尿诊断思维导图见图 22-1。

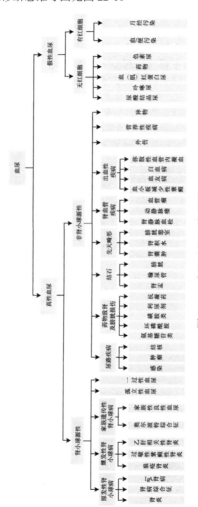

图 22-1　血尿诊断思维导图

二、诊断流程

（一）病史采集

血尿起病有无明确的原因或者诱因；血尿的发生次数和程度；血尿的性质和特征，尿液中有无血块、沉淀、颜色呈茶色、酱油色、葡萄酒色等，血尿在排尿起始出现/排尿结束出现，或整个排尿过程持续血尿；有无肾病家族史。注意询问有无外伤、手术、放置尿管、肾损伤药物及毒物接触史等。

伴随症状：伴水肿、高血压、蛋白尿，多考虑原发性或继发性肾小球病；感染后血尿多，考虑肾小球肾炎、IgA 肾病、溶血尿毒症综合征等；发作性肉眼血尿，考虑 IgA 肾病、奥尔波特（Alport）综合征、薄基底膜肾小球病；伴肺出血的血尿，考虑肺出血-肾炎综合征；伴对称性皮肤紫癜、关节肿痛，考虑过敏性紫癜；伴有冻疮样皮疹、蝶形红斑、脱发、口腔溃疡、关节疼痛等，考虑狼疮肾炎；有明确血尿家族史，考虑遗传性肾病，如 Alport 综合征、薄基底膜肾小球病、多囊肾、镰状细胞贫血等；有水肿、胸闷、气促、吐粉红色泡沫痰等循环功能不全表现，考虑高血压肾病、充血性心力衰竭；伴皮疹或皮下出血、全身多部位出血征象，考虑过敏性紫癜、血小板减少性紫癜、再生障碍性贫血、白血病；伴发热者，考虑泌尿系感染、猩红热、丝虫病等；反复发作的肉眼血尿、无痛血尿、消瘦者，考虑泌尿系肿瘤、泌尿系结核；血尿转变成无尿者，考虑泌尿系完全梗阻；有尿频、尿急、尿痛，考虑尿道感染；有低热、盗汗、消瘦，考虑肾结核；有出血、溶血、循环障碍及血栓症状，考虑 DIC、溶血尿毒症综合征；有肾绞痛、活动后腰痛，考虑肾结石；有外伤史，考虑泌尿系统外伤。

（二）体格检查

注意心率、呼吸、血压情况，伴有水肿患儿需每日测量体重，观察体重变化。注意有无发热、水肿部位及程度、皮肤黏膜改变，腹部肝脾有无肿大，双肾区有无叩击痛等。因全身各系统疾病均可引起血尿，故应进行全面详细的体格检查。

（三）辅助检查

1. 尿液检查 尿红细胞 >3 个/HP，或尿沉渣红细胞计数 $>8×10^6$/L（8000 个/ml）为镜下血尿；形态均一的尿红细胞提示非肾脏来源，变形红细胞提示肾脏来源；24 小时尿钙离子检查＞4mg/kg 为高钙尿症，是非肾小球性血尿的常见原因；两次尿培养阳性，菌落计数＞10^5/ml，可诊断尿道感染；尿沉渣检出抗酸杆菌或尿培养检出结核分枝杆菌，可辅助诊断肾结核。

2. 血液系统检查 血常规可明确有无贫血、感染、失血等；血生化可评估肾功能、电解质有无异常；自身抗体阳性提示免疫性疾病所致肾损害；急性肾小球肾炎起病 2 周以内 90%～100% 的患儿 C3 下降，多于 8 周恢复正常，如病程超过 8 周仍持续下降，应考虑其他类型肾炎如系膜增殖性肾小球肾炎；肝炎病毒抗体阳性提示肝炎病毒相关性肾炎。

3. 尿三杯试验 第一杯红细胞增多为前尿道出血，第三杯红细胞增多为膀胱基底部、前列腺、后尿道或精囊出血，三杯均有血，是膀胱颈以上部位出血。

4. 泌尿系统影像学检查 如超声、CT、静脉肾盂造影、MRI 可辅助诊断泌尿系结石、肾囊肿、肾肿瘤、左肾静脉压迫综合征、肾静脉血栓等。

5. 肾活检 对血尿病因诊断具有极为重要的价值。

（四）诊断思路

首先应明确是否为真性血尿，是肉眼血尿还是镜下血尿，判断血尿来源。明确血尿原因，持续时间较长的镜下血尿、发作性肉眼血尿者，或伴有蛋白尿、肾功能异常、高血压者需行肾脏穿刺检查，明确病因。常见血尿原因如下：

1. 急性肾小球肾炎 多见于 3 岁以上小儿，发病多与乙型溶血性链球菌或其他细菌、病毒有关。一般病例常在扁桃体炎、脓皮病等前驱感染后 1～4 周起病，主要症状为水肿、少尿甚至无尿，起病时几乎都有血尿，多数为镜下血尿，有肉眼血尿者占 30%，约 70% 的患儿后期会伴有高血压。

2. 过敏性紫癜性肾炎 发生血尿者达 50%～70%，是血尿的第二大原因。尿异常多在皮肤紫癜出现后 1～3 周出现，可伴关节及消化道症状。学龄儿童居多，症状轻重不一。

3. 肾炎性肾病 多见于 7 岁以上，水肿不如单纯性肾病明显，也可极轻，甚至不易觉察，常伴有发作性或持续性高血压和血尿。

4. 肝炎病毒相关性肾炎 肝炎抗原及其抗体形成免疫复合物，随循环至全身，沉积于肝外多种器官，如肾、关节、皮肤等，引起各种炎性损害，而以肾最为明显，临床表现不同于一般肾炎。

5. IgA 肾病 各年龄均可发病，学龄儿童发病较多，临床反复出现血尿，不伴有水肿、高血压，多数预后良好。

6. 奥尔波特综合征 常发生于儿童期，血尿常为首发症状，表现为持续性或反复性镜下或肉眼血尿，蛋白尿极轻或无，随病情进展而增加，多见于男性，可伴有神经性耳聋、双眼黄斑周围病变。

7. 家族性良性血尿 多系常染色体显性遗传，偶有常染色体隐性遗传，男女均可受累。临床表现为镜下血尿，伴以间歇肉眼血尿发作，病情多较稳定。

8. 狼疮肾炎 系统性红斑狼疮患者中有肾脏病变者占60%～80%，为抗 DNA 免疫复活物肾炎。病理变化多样，如微小病变、局灶节段性增殖、弥漫性增殖、基底膜增厚呈白色金耳样及上皮细胞新月体形成。电镜下系膜及内皮下沉积物，免疫荧光检查显示为 IgG、C3 及纤维蛋白。发病年龄越小，预后越差。

9. 肾结核 小儿肾结核并不常见，其发病几乎均系血行播散，多有双肾同时受累，病变多从肾小球毛细血管丛开始，结核结节一般分布在肾外层，不引起临床症状，但尿中可检出结核分枝杆菌，此时称为病理性肾结核。起病初期多有慢性膀胱炎症状，可出现血尿、蛋白尿和脓尿。

10. 急性肾盂肾炎 婴幼儿不明原因发热，均应查尿液，以免漏诊。儿童期表现与成人近似，除寒战发热外，常伴有尿频、尿急、尿痛、肾区叩击痛，有时可有血尿。

11. 泌尿系结石 是小儿血尿常见原因之一，多见于男孩，结石在肾、输尿管、膀胱和尿道均可见，尤以膀胱、尿道最常见。膀胱结石好发于2～7岁男孩，主要症状有排尿困难和尿痛，有时有尿流中断，常因结石刺激和损伤黏膜发生血尿，多为终末血尿。当合并继发感染时可有脓尿和尿频。肾结石常伴肾区痛，不同程度血尿，多于剧烈运动后出现血尿，常可并发梗阻和感染。输尿管结石在小儿少见。

12. 出血性疾病 血友病、新生儿出血症、血小板减少性紫癜、白血病等均可发生血尿。

13. 肺出血-肾炎综合征 为抗肾小球基底膜抗体引起的免疫性疾病，原因不明，可发生在流感后或接触汽油后，多见于青年男性，小儿偶见，预后较差。临床表现为肾炎症状，尿常规可见蛋白质、红细胞、脓细胞、管型，可有氮质血症表现及肾功能衰竭。

14. 肾静脉血栓 多见于出生后 6 个月内婴儿。紫绀型先天性心脏病、严重先天畸形及难产是发生本病的诱因，败血症、腹泻、脱水也为本病的诱因。急性栓塞的表现为血尿、蛋白尿及急性尿毒症，栓塞缓慢进行者表现为肾病或慢性膜性肾小球肾炎。若栓塞仅发生于一侧，则临床症状较轻，可表现为血尿及蛋白尿。伴有下肢、外生殖器部位水肿及腹壁表浅静脉明显者，可能下腔静脉同时受损，X 线平片可见肾阴影增大，造影则肾脏不显影。

15. 胡桃夹综合征（左肾静脉压迫综合征） 指左肾静脉入下腔静脉过程中，行走于腹主动脉和肠系膜上动脉形成的夹角处受到挤压而引起。通常左肾静脉不致受压，但因身长增加，体型急剧变化，椎体呈过度伸展及青春期等原因，夹角变小，左肾静脉受压，引起血流动力学改变致左肾出血。由于出血程度不同，可为肉眼血尿或镜下血尿，反复发作。诊断可借助 B 超观测其受压情况或远端扩张的血管而明确诊断，也可借助 CT 检查或血管造影。年长儿，体型瘦长者出现单纯性血尿，尿红细胞呈非肾小球型者，应注意排除本病。

第二十三章 少 尿

一、思维导图

少尿诊断思维导图见图 23-1。

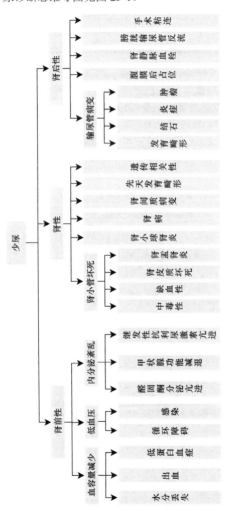

图 23-1 少尿诊断思维导图

儿童尿量个体差异较大，新生儿生后 48h 正常尿量一般为每小时为 1～3ml/kg，正常小儿尿量见表 23-1。

表 23-1　正常小儿尿量

年龄	<2 天	3～10 天	11 天～2 个月	2～12 个月	1～3 岁	3～5 岁	5～8 岁	8～14 岁	>14 岁
尿量（ml/d）	30～60	100～300	250～450	400～500	500～600	600～700	650～1000	800～1400	1000～1600

若新生儿尿量每小时<1ml/kg 为少尿，每小时<0.5ml/kg 为无尿。当尿量<250ml/d 时为少尿，小儿 24h 尿量<0.8ml/（kg·h）或学龄儿童排尿量<400ml/d、学龄前儿童<300ml/d、婴幼儿<200ml/d 时为少尿，>14 岁 24h 尿量<400ml 或每小时<17ml 为少尿；尿量<50ml/d 为无尿。

少尿的病因根据其病理生理可分为肾前性、肾性、肾后性（图 23-2）。

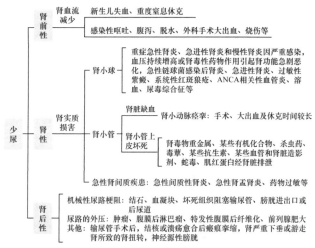

图 23-2　少尿的病因学

二、诊断流程

（一）病史采集

对于少尿患儿，需采集详细的病史，重点是既往有无肾脏病史、急性起病、有无致肾衰因素、家族史及当前的药物治疗（潜在的肾毒素）。应进行彻底的身体检查以评估患儿的水合状态（皮肤肿胀、黏膜），因为血流动力学状态有助于识别肾前性少尿的原因。少尿和多尿的交替发作提示间歇性尿路梗阻。在急性病例中，膀胱触诊可能会发现继发于尿潴留的膀胱扩张。床边膀胱超声也可能有帮助，可以立即确定是否存在尿潴留。一般患儿如有少尿，且持续 24h 以上，首先要明确肾前性、肾性或肾后性，肾性少尿和肾前性少尿的鉴别见表 23-2。

表 23-2　肾性少尿和肾前性少尿的鉴别

		肾性少尿	肾前性少尿
症状与体征	脱水征	无或有	有
	血压	正常或偏高	低
	眼窝	不凹陷	凹陷
血液检查	Hb	低或正常	高
	BUN	升高	正常或偏高
	血钾	偏高	正常或偏高
	中心静脉压	正常或偏高	低
尿检查	常规	蛋白+管型	基本正常
	比重	1.010	>1.020
尿诊断指标	尿钠	>40mmol/L	<20mmol/L
	尿渗透压	<350mOsm/L	>500mOsm/L
	尿/血渗透压	<1.2	>1.5
	排泄钠分数	>3	<3
	肾衰指数	>1	<1
	自由水	>0	<-25
试验	补液试验	尿量增多	无变化
	利尿试验	尿量增多	无变化

（1）补液试验：用 2:1 等张溶液 15~20ml/kg 快速输入（0.5h 内输完），2h 尿量增加至 6~10ml/kg 为有效，为肾前性少尿；尿量无增加则可能为肾性少尿

（2）利尿试验：如补液后无反应，可使用 20% 甘露醇 0.2~0.3g/kg，在 20~30min 推注完，2h 尿量增加至 6~10ml/kg 为有效，需继续补液改善循环；如无反应者给呋塞米 1~2mg/kg，2h 尿量增加至 6~10ml/kg 为有效，若仍无改善，为肾性肾衰竭

（3）尿诊断指标的应用

1）钠排泄分数（FENa）：是尿诊断指标中最敏感的，阳性率高达 98%。在肾前性肾衰竭时 FENa<1%，而肾性肾衰竭时 FENa>2%

$$FENa = (尿钠 \times 血钠)/(血肌酐 \times 尿肌酐) \times 100\%$$

2）自由水清除率（C_{H_2O}）：是测量肾脏稀释功能指标，肾衰竭早期即可下降

$$C_{H_2O} = 尿量（ml/h）\times(1 - 尿渗透压/血渗透压)$$

3）肾衰竭指数（RFI）：肾前性肾衰竭时，RFI≤1，而肾性肾衰竭时>1，可达 4~10

$$RFI=尿钠×血肌酐/尿肌酐$$

4）尿钠排出量：肾实质性肾衰竭时尿钠排出＞40mmol/L，而肾前性肾衰竭时＜20mmol/L

尿诊断指标在鉴别肾前性少尿和急性肾小管坏死中有重要价值，方法简单、灵敏，诊断正确率以 FENa 最佳。其主要原因为肾前性少尿时，肾小管保持完好的浓缩和重吸收钠的能力。因此，少尿合并低尿钠（＜20mmol/L）及高渗尿（＞500mOsm/L）。而肾小管坏死时，肾小管浓缩和重吸收能力均下降，故呈少尿高尿钠（＞40mmol/L）和低渗尿（＜350mOsm/L）。但在应用尿诊断指标时应注意：①是否应用利尿剂（如呋塞米或其他袢利尿剂），应用利尿剂后，可使尿钠排出增多，影响诊断正确率；②对有蛋白尿、糖尿或应用甘露醇、右旋糖酐后，均可使尿比重及尿渗透压上升。最好在应用此类药物前留尿。

（二）体格检查

注意脉搏、血压、皮肤颜色、皮温等一般生命体征，观察眼窝、口唇、皮肤弹性等有无脱水变化。当大量水分滞留于体内时，表现为全身水肿、胸腹水，严重者可发生心力衰竭、肺水肿、脑水肿，可导致死亡。

高钾血症可出现恶心、呕吐、四肢麻木等感觉异常及心率减慢，严重者可出现神经系统表现，如血钾在 6mmol/L 以上时，心电图可出现高尖 T 波，随血钾进一步升高可出现严重的心律失常，甚至心室颤动。低钠血症时，可表现为体重增加、水肿、倦怠、头痛、神志淡漠等稀释性低钠血症症状，严重者可抽搐、昏迷；抑或伴有腹泻、呕吐、大面积烧伤等体液丢失史，脱水及血液浓缩表现等缺钠性低钠血症；高血磷和低血钙主要是由于组织坏死及肾功能不全，磷在体内蓄积，使血磷升高；钙在肠道内与磷结合，从肠道排出，引起低血钙。但因常有酸中毒，游离钙不低，很少出现低钙导致的抽搐，但用大量碱剂后易诱发；高镁血症时可以引起肌肉无力、瘫痪、血压下降和深反射消失、心传导阻滞。

酸中毒可抑制心血管系统和中枢神经系统，并能导致高钾血症的发生；氮质血症可出现食欲下降、恶心、呕吐、腹部不适等消化道症状，10%～40% 可有消化道出血，亦可出现意识障碍、躁动、谵语、抽搐、昏迷等神经系统症状；甚或贫血、出血倾向，皮肤瘀斑等。

约 1/3 患儿可出现心力衰竭表现，当合并电解质紊乱、高血压、贫血、酸中毒、感染时可加重心力衰竭，表现为呼吸困难、不能平卧、心率加快、肺底出现湿啰音、下肢水肿。

（三）辅助检查

1. 尿液检查 有助于鉴别肾前性肾衰竭和肾实质性肾衰竭。肾前性肾衰竭尿比重、渗透压增高，而尿沉渣和蛋白检查可为阴性或轻度异常；肾实质性肾衰竭因原发病的不同，尿中可有不同程度的蛋白尿、红细胞、白细胞等。

2. 血生化检查 应注意监测电解质变化、血肌酐和尿素氮。

3. 影像学检查 超声、CT、MRI 等检查有助于了解肾脏的大小、形态，血管及输尿管、膀胱有无梗阻，也可了解肾血流量、肾小球和肾小管的功能。肾血管多普勒超声可通过基于多普勒超声的肾动脉阻力指数（RI）评估肾灌注。肾影大提示急性炎症，如伴输尿管及肾盂扩张，提示可能有尿路梗阻，肾影小提示慢性肾脏病变。造影剂有加重肾损害的风险，须慎用。

4. 肾活检 对原因不明的急性肾衰竭，肾活检是可靠的诊断手段，可辅助诊断和评估预后。

在评估少尿患儿时，必须进行鉴别诊断，并应进行相应的评估：肾前性氮质血症（血流动力学、尿液分析和基于多普勒超声的肾动脉阻力指数）；急性肾小球肾炎（肾活检、补体水平）；少尿性急性肾小管坏死（尿液分析）；非少尿性急性肾小管坏死（尿量测量、尿液分析）；尿路梗阻（尿沉渣、肾脏超声、CT 平扫）。

（四）诊断思路

任何原因引起的尿路梗阻（如结石、肿瘤）均可致少尿，急性少尿应首先除外肾后性因素，B 超有助于病因诊断。根据少尿产生的原理，肾小球滤过率下降、肾小管重吸收增加和肾小管/尿路堵塞，寻找病因，积极治疗原发病，减轻症状，改善肾功能，维持水电解质平衡，防止并发症的发生（图 23-3）。

1. 肾前性少尿的原因 最常见的是继发于血管内容量减少、心力衰竭、败血症或药物不良反应导致的肾脏血流量减少。继发于肾前性原因的少尿通常随着正常肾灌注的恢复而恢复。由于肾血流量减少，各种神经激素通路被激活，导致

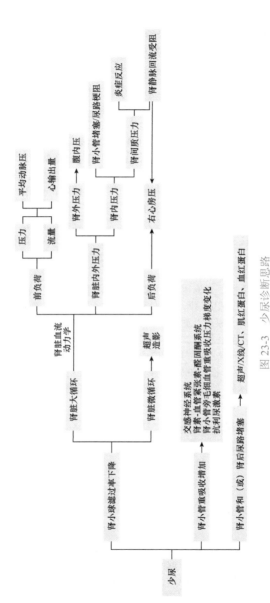

图 23-3 少尿诊断思路

肾素、血管紧张素、醛固酮及儿茶酚胺和前列腺素的产生增加。这些通路的激活使水和盐重吸收增加，导致产生少量浓缩尿液，同时保持足够的肾小球滤过率（GFR）和肾血流量（RBF）以满足肾脏的代谢需求。如果不进行液体复苏，将导致急性肾功能衰竭。诊断困难时可做补液利尿试验，肾前性少尿可出现尿液增多，而肾性少尿时，尿量无明显增加或不增加。

2. 肾性少尿的原因　是肾实质病变的结果，由于肾小球病变、肾小管损伤、肾间质性病变、肾血管病变等导致肾脏失去其正常功能，即在排泄代谢物的同时产生尿液。除此之外，对肾小管的直接损伤会导致过滤后的尿毒症代谢物从肾小管腔回流到血流中。

3. 肾后性少尿的原因　各种原因引起的尿路梗阻所致，原因多为尿路内存在结石、血块、坏死组织等，或腹腔占位压迫等。

第二十四章 多　尿

一、思维导图

多尿诊断思维导图见图 24-1。

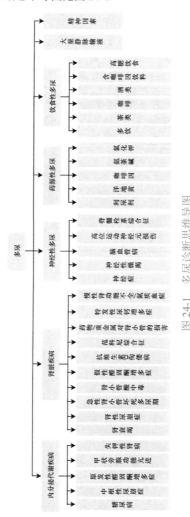

图 24-1　多尿诊断思维导图

二、诊断流程

（一）病史采集

询问病史时应注意自发病以来患儿饮食、睡眠、大小便、体重等情况，有无发热、畏寒、乏力、心悸、多汗、尿频、尿急、尿痛、排尿困难、血尿、泡沫尿、高血压、烦渴、多饮、多食、消瘦，有无头痛、视野缺损等伴随症状，婴幼儿多尿，烦渴时有无哭闹不安、拒奶、饮水后安静等异常症状。

询问患儿每天尿量及排尿次数、尿色、性状，有无昼夜差异，夜尿是否增多，多尿为间断性或持续性，突然发作或缓慢出现，有无加重或缓解因素；有无大量饮水、进食含水分多的食物、特殊药物接触史（利尿剂、肾毒性药物）、饮用含糖及咖啡因饮料、劳累、感染、精神紧张等。有无结核病、肾脏疾病、尿路结石、肿瘤、糖尿病、甲状旁腺疾病、垂体病变等，有无多尿家族史。

（二）体格检查

患儿意识、反应、血压、生长发育情况、面容、皮肤黏膜脱水情况，有无眼窝凹陷及关注皮肤弹性、水肿、肾区叩痛、肌力改变及神经反射异常等体征。

（三）辅助检查

1.尿液检查　尿比重、尿渗透压、尿糖、尿蛋白及尿中红细胞、白细胞等；尿细菌学检查、尿液电解质和氨基酸分析及尿17-羟和17-酮类固醇测定。

2.血液检查　血电解质、血糖、ESR、肌酐、尿素氮、血气分析等常规检查；醛固酮、皮质醇、肾素、甲状旁腺素、糖耐量试验等相关检查。

3.影像学检查　中枢性尿崩症应进行蝶鞍X线、头颅CT或MRI检查进一步明确病变部位。考虑肾性尿崩症时需行腹部超声检查。

4.特殊检查

（1）禁水试验：旨在观察患儿在细胞外液渗透压升高的情况下浓缩尿液的能力，用于鉴别尿崩症和精神性多尿。在试验前24h应停用抗利尿药，3天前停用氯磺丙脲，禁茶、咖啡、酒等。试验前可自由饮水，开始后需禁水至少8h，试验开始首先排空膀胱，记录体重、血压、体温等生命体征及血钠、尿量、血浆渗透压和尿比重。试验中每小时排尿，记录尿量、尿色、比重，每 4h 测一次血浆渗透压；如临床脱水症状明显（烦躁、意识下降、体重下降达 5%）且相邻两次尿渗透压之差连续两次＜30mmol/L，应终止限水试验，并再次采血测尿渗透压、血钠。禁水 8～10h 后尿量不减少，体重下降超过 3%～5%，尿比重＜1.010，尿渗透压＜280mOsm/kg，血钠升高，提示尿崩症。

（2）加压素试验：鉴别中枢性尿崩症与肾性尿崩症。禁水试验结束后，皮下注射垂体后叶素 5U［或精氨酸加压素（AVP）0.1U/kg］，每 15min 排尿一次，可见尿量明显减少，尿比重和尿渗透压上升。如尿渗透压上升峰值超过给药前的 50% 为完全性中枢性尿崩症，9%～50% 为部分性尿崩症，肾性尿崩症＜9%。

（3）血浆 AVP 测定：AVP 水平结合禁水试验有助于部分性中枢性尿崩症和肾性尿崩症的鉴别。中枢性尿崩症血浆 AVP 浓度低于正常，肾性尿崩症禁饮后显著升高而尿液不能浓缩。

（四）诊断思路

多尿可由不同病因引起，可由药物、饮食、肾脏病、内分泌代谢疾病、神经和精神因素等引起。首先应辨别生理性还是病理性多尿，详细询问病史、体征，并结合辅助检查明确病因。

病理性多尿时应测血浆渗透压、血电解质、BUN 和尿渗透压、尿比重、尿糖等。多尿伴明显多饮、消瘦，尿比重升高，考虑糖尿病，需行血糖、糖化血红蛋白等检查。肾功能异常时应考虑慢性肾炎、慢性肾盂肾炎、慢性肾功能不全等肾脏病引起的多尿。尿液分析为低比重尿时应行禁水试验、加压素试验及血浆 AVP 测定。肾性尿崩症需明确是遗传性还是继发性疾病引起；中枢性尿崩症需完善头颅 CT 或 MRI，明确病因（颅脑外伤、颅内感染、颅内肿瘤或其他疾病），必要时需行相关基因检测，排除特发性尿崩症。精神性因素也会引起多尿，患儿常有精神性因素存在，多为渐进性起病，多饮、多尿症状逐渐加重，且症状可出现缓解现象，血钠、渗透压均处于正常低值，但血浆 AVP 分泌正常，禁水试验较加压素试验更能使尿渗透压升高，结合精神因素，可做出诊断，予以心理干预治疗。

第二十五章 尿 频

一、思维导图

尿频诊断思维导图见图 25-1。

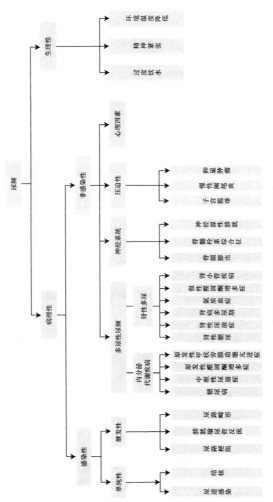

图 25-1 尿频诊断思维导图

二、诊断流程

（一）病史采集

出现尿频前是否有诱因、尿频程度、单位时间排尿频率，如每小时或每天排尿次数，每次排尿间隔时间和每次排尿量；有无慢性病史，如结核病、糖尿病、肾炎和尿路结石；尿频加重后有无缓解因素；有无肾损害药物/毒物接触史；有无外伤、手术、放置尿管史。尿痛的部位和时间：排尿时耻骨上区痛，多为膀胱炎，排尿完毕时尿道内或尿道口痛，多为尿道炎。伴随症状：同时伴尿急、尿痛，多为炎症；伴多饮、多尿，要注意内分泌代谢性疾病；伴低热、畏寒、乏力、盗汗、消瘦等，注意泌尿系统结核。

（二）体格检查

查体时应注意患儿精神反应、意识状态有无异常；有无高血压、贫血貌、水肿等；腰骶椎处有无膨出或瘘管；输尿管、肾区有无压痛、叩击痛。

（三）辅助检查

1. 血/尿检查 尿道感染时，血常规可见白细胞和中性粒细胞增高；尿中白细胞增多，沉渣尿白细胞＞10 个/HP，非沉渣尿白细胞＞5 个/HP，若出现脓尿，诊断价值更大；若尿中出现白细胞及颗粒管型提示肾实质受累。

2. 尿培养 留取清洁中段尿，菌落计数＞10^5/ml，可诊断尿道感染，如若菌落计数为 $10^4 \sim 10^5$/ml 为可疑尿道感染。尿沉渣检出抗酸杆菌或尿培养检出结核分枝杆菌，可能为泌尿系结核。

3. 影像学检查 如超声、CT、静脉肾盂造影、MRI 等可辅助诊断泌尿系结石、肾囊肿、肾肿瘤、异物、尿路畸形、左肾静脉压迫综合征、肾静脉血栓等。

（四）诊断流程

首先鉴别是生理性尿频还是病理性尿频，明确是日间尿频、夜间尿频还是全天尿频，所有患儿均应行尿常规检查。对于尿频伴尿路刺激症状、发热者，首选尿常规、血常规检查，除外尿道感染；对于无伴随症状的日间尿频，考虑精神、心理因素者，仅给予尿常规检查，根据临床疗效决定是否需进一步完善其他检查；对于全天尿频，特别是伴随尿失禁者，需行影像学检查除外脊柱问题；对于夜间尿频者，重点除外肾小管间质性肾炎。

第二十六章　关　节　痛

一、思维导图

关节痛诊断思维导图见图 26-1。

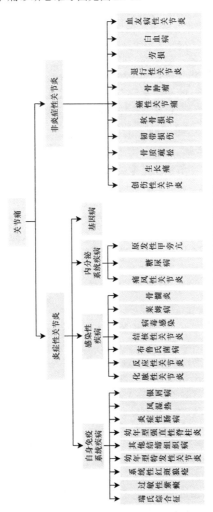

图 26-1　关节痛诊断思维导图

二、诊断流程

（一）病史采集

询问病史时应注意起病缓急、关节疼痛部位、性质、范围和程度，疼痛是持续性还是间歇性、游走性还是附加性、局限性还是弥漫性，有无伴随症状。急性起病多考虑感染、创伤、关节腔内出血等；慢性病程常迁延数月至数年起病，多考虑幼年型特发性关节炎（JIA）等。

有无甲状腺、糖尿病、肝炎、结核等疾病；有无剧烈运动、外伤及药物、毒物接触史；既往有无反复发作；有无牛羊接触史、蜱叮咬史。家族中有无类似症状、自身免疫病家族史，如父母一方患有强直性脊柱炎，HLA-B27 阳性的子女日后患幼年型强直性脊柱炎的概率会比较大。

（二）体格检查

评估是单关节痛还是多关节痛，受累关节是否对称，局部皮肤有无红、肿、热、痛等改变，关节腔内有无积液，有无运动障碍或关节畸形等。关节局部检查很重要，但也不能忽视全身情况，因为关节痛可能是某些全身疾病或系统性疾病在关节的局部表现。关节积液较多时，浮髌试验阳性，对于有关节积液的关节可做关节腔穿刺，行滑液检查协助诊断。关节痛跛行或步态异常的儿童常提示严重疾病，需要全面深入地评估，以尽快排除潜在的威胁性疾病。

（三）辅助检查

1. 血液系统检查 白细胞、中性粒细胞升高提示感染或自身免疫病的活动期；出现贫血貌，血小板减少，甚或白细胞减少或升高并有幼稚细胞出现需警惕白血病；CRP、ESR 测定有助于区别关节病变是炎症性或非炎症性，且与疾病活动性相关；抗链球菌溶血素 O（ASO）在风湿热中明显升高；抗核抗体、抗 ENA 抗体、抗双链 DNA（dsDNA）抗体、类风湿因子、抗环瓜氨酸肽抗体等对鉴别 JIA、系统性红斑狼疮（SLE）等风湿免疫病有重要意义。

2. 影像学检查 关节 B 超具有无辐射、便捷、价廉等优点，对小关节病变较敏感，可以观察积液量、滑膜炎症、局部血流和骨质侵蚀的情况，测量滑膜增生的程度，可作为首选检查。X 线检查是关节病变常规检查方法之一，可查看骨质的变化，特别是对骨肿瘤、骨质疏松、畸形、关节肿胀、关节融合及脱位等有明显诊断意义。MRI 可以发现早期的滑膜炎改变、骨质破坏。骶髂关节 MRI 对于诊断早期强直性脊柱炎也很有帮助。

3. 关节腔穿刺及滑液检查 关节液即为滑液或滑膜液，正常关节的滑液量很少，呈草黄色，清亮、透明，还有少量白细胞，一般穿刺不易抽出。JIA 患儿滑液中白细胞数明显增加，中性粒细胞＞50%；如滑液中发现积血或病原菌，对创伤性关节炎和感染性关节炎有确诊价值。

4. 其他检查 骨关节活体组织检查、同位素扫描、关节镜检查、骨髓穿刺、血培养、骨髓培养、嗜异性凝集试验、冷凝集试验、结核抗体等病原体检测；HLA-B27 基因亚型检测对诊断强直性脊柱炎意义较大。

（四）诊断思路

关节痛是儿科常见症状之一，关节痛的病因复杂，可以是炎症性或非炎症性的，也可以是关节单纯表现或某些全身疾病的局部表现，需要通过详细的病史询问、结合系统的查体及辅助检查逐一鉴别，避免漏诊、误诊。

首先需要鉴别关节痛是炎症性还是非炎症性，局部有无红、肿、热、痛表现。儿童炎症性关节痛常见原因包括感染性关节炎、JIA、结缔组织病等；非炎症性关节痛包括创伤性关节炎、生长痛、代谢性骨病、骨质增生等。关节局部红、肿、热、痛明显常提示感染性关节炎；指间关节梭形肿胀见于 JIA；髋、膝、踝等大关节肿胀可见于 JIA、感染、外伤。

明确关节痛急性还是慢性发病，急性关节炎通常认为持续时间少于 6 周，多考虑外伤及感染引起，关节痛较剧烈，不易缓解，常见于创伤、感染、反应性关节炎。慢性关节炎起病往往疼痛较轻，多见于 JIA、强直性脊柱炎、遗传代谢性疾病、肿瘤等。

明确关节痛是单关节痛还是多关节痛。单或少关节痛一般指≤4 个关节的炎症，多见于化脓性关节炎、痛风性关节炎、反应性关节炎；≥5 个关节受累则为多关节炎，一般见于JIA、结缔组织病、风湿热、炎症性肠病等。

注意有无伴随症状，关节痛患儿是否伴有其他部位或全身症状对鉴别何种疾病非常重要。伴有发热、脓毒血症，或有局部关节腔注射史或外伤后出现的关节肿痛，多考虑感染性关节炎；在肠道、泌尿系感染后发生的关节痛，多考虑反应性关节炎（瑞氏综合征）；伴有发热、贫血、出血者，考虑急性白血病；伴有发热、多系统损害，考虑系统性红斑狼疮；伴有皮疹、腹痛、肾炎时，需考虑过敏性紫癜，非甾体抗炎药及糖皮质激素的应用可使症状较快缓解；伴有发热、多系统损害、反复口腔溃疡，考虑结缔组织病；长期服用糖皮质激素后出现的髋关节痛和活动障碍者，应考虑股骨头缺血性坏死。

初步判断关节痛原因后需结合相关辅助检查进一步印证诊断。大部分关节痛患儿可能是非特异性的良性疾病，但关节痛也可能是一些重大疾病的前驱症状，从骨骼生长（骨软骨炎）到幼年型特发性关节炎，再到儿童恶性肿瘤。在诊断明确前，慎用止痛药及激素类药物。以下为常见关节痛相关疾病：

1. 生长痛 见于生长期儿童，男孩多于女孩，疼痛常见于膝关节、髋关节等部位，局部无红、肿、热、痛等表现，影像学检查无异常改变，属生理现象，可自然缓解。

2. 化脓性关节炎 有全身其他部位感染病史或局部外伤史，疼痛关节可有红、肿、热、痛表现，患肢活动明显受限，血常规异常，以中性粒细胞为主。

3. 风湿热 甲型/乙型溶血性链球菌引起咽炎后导致的关节炎性疾病，有时多关节炎可为风湿热的唯一表现，大关节疼痛呈游走性。咽拭子可培养出溶血性链球菌，ASO 可阳性。

4. 病毒感染 风疹病毒感染可表现为急性对称性多关节炎，一般于出疹前或退疹后出现。关节症状一般持续数天至 1 周，但关节痛可持续较长时间。恢复期风疹病毒抗体滴度升高有助于诊断。

5. 白血病 可致急性多关节痛，夜间疼痛明显，不易缓解，通过血常规和骨髓细胞学检查可确诊。

6. JIA 是儿童最常见的慢性关节炎，多表现为慢性、进行性、对称性、炎性和破坏性外周关节病，大小关节均可受累，小关节更多见，且伴有明显的晨僵。

7. 过敏性紫癜 临床表现为皮肤出现紫癜样皮疹，可伴有关节肿痛、腹痛、血便和肾炎表现。关节炎多见于踝、膝等下肢负重关节，腕、肘等关节也可受累，常对称出现，可同时伴有局部的血管神经性水肿，反复发作，但一般不遗留关节畸形。

8. 其他结缔组织病累及的关节病变 如系统性红斑狼疮、硬皮病、皮肌炎、血管炎、白塞综合征、炎症性肠病伴发的关节炎等均可表现为慢性、多关节痛。

第二十七章　水　　肿

一、思维导图

水肿诊断思维导图见图 27-1。

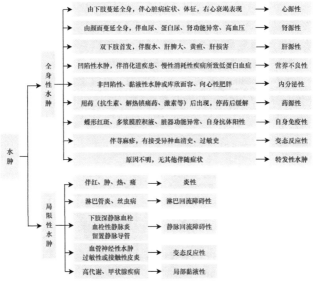

图 27-1　水肿诊断思维导图

二、诊断流程

(一)病史采集

对水肿患儿,病史采集时需重点关注:①水肿发生的时间,持续时间;②水肿最先出现及最明显的部位(全身或局部);③水肿发生的诱因(药物、情绪、劳累、感染等);④水肿发生与体位的关系,运动后有无加重;⑤水肿持续存在还是间断出现;⑥伴随症状,如少尿、多尿、血尿、呼吸困难、心悸、周期性瘫痪、肌无力等;⑦患儿及家族中有无相关既往疾病(如心脏病、肾脏病、肝脏疾病)。

(二)体格检查

(1)首先测量患儿体重、血压等。

（2）水肿部位及性质，全身还是局限性水肿，是否对称，是否为凹陷性水肿。

（3）皮肤黏膜有无皮肤粗糙、变硬；有无黄疸、蜘蛛痣、肝掌；有无皮疹、脱发、溃疡；有无颈静脉怒张、静脉曲张、肝大等。

（4）心、肺、腹部脏器的检查，有无浆膜腔积液、腹水、腹壁静脉曲张等。

（三）辅助检查

（1）血、尿、大便常规检查。

（2）肝功能、肾功能、血电解质、血脂及心肌酶。

（3）X线胸片、腹部B超、心脏彩超、心电图等。

（4）必要时完善尿醛固酮、血浆肾素活性、自身抗体、内分泌功能等检查。

（四）诊断思路

水肿是组织液的增加，其中钠离子是最主要的阳离子，对维持渗透压和组织液有着重要的作用。可分为全身性水肿和局限性水肿。

1. 全身性水肿　一般最先出现在疏松组织或身体低垂部位。

（1）心源性水肿：主要是右心衰竭引起，因有效循环血量减少，肾血管收缩，继发性醛固酮增多引起水钠潴留；静脉淤血后毛细血管静水压升高，组织液增多出现水肿。多见于肺动脉瓣狭窄、肺动脉高压，以及缩窄性心包炎、心包积液、病毒性心肌炎、心内膜弹力纤维增生症、心肌病等。其特点：①水肿逐渐形成，首先表现为尿少、肢体沉重、体重增加，然后出现双下肢水肿，逐渐向上而遍及全身。②双下肢水肿可呈凹陷性，以踝部最为明显。③伴有右心衰竭和静脉压升高的其他症状和体征，如心悸、气喘、心脏增大、心脏杂音、肝大、颈静脉怒张、肝颈静脉回流征阳性，严重者可有胸腔积液、腹水等。

（2）肾源性水肿：因肾小球滤过功能降低，肾小管水钠重吸收增加，血浆胶体渗透压下降等多重机制，引起水钠潴留，细胞外液增多，引起水肿，见于各种类型的肾炎、肾脏病。其特点：①首先出现眼睑及颜面部水肿，晨起为著，随着病情加重水肿延及双下肢及全身。②除肾炎所致严重循环充血外，多为凹陷性水肿。③常有尿常规改变、高血压、尿量减少、肾功能异常等表现。

（3）肝源性水肿：因肝脏病变引起门静脉高压，导致静脉回流受阻，下肢出现静脉曲张、水肿或形成腹水。此外，肝脏病变后合成白蛋白能力降低，低蛋白血症引起血浆胶体渗透压下降，出现水肿。其特点：①腹水首先出现，而后累及下肢，逐渐向上蔓延，头、面部及上肢一般无水肿。②伴有消瘦、黄疸、腹壁静脉曲张、肝脏增大或缩小、脾脏增大等肝脏疾病的其他症状和体征。③实验室检查可见白蛋白/球蛋白倒置，肝功能损害，胆汁淤积等。

（4）内分泌性水肿：甲状腺功能降低或部分亢进时，由于组织间隙亲水物质增加，引起黏液性水肿。其特点：①表现为非凹陷性水肿，颜面、双下肢较明显，水肿部位不受体位的影响。②水肿部位皮肤增厚、粗糙、苍白、温度降低。③可因出现多浆膜腔（胸腔、腹腔、心包腔）积液。④伴有食欲下降、嗜睡、畏寒、便秘、反应迟钝等甲状腺功能低下表现。⑤甲亢者多为局限性水肿，好发于双下肢胫骨下缘，多伴有心慌、怕热、多汗、易怒、多食、消瘦等征象。此外，原发性醛固酮增多症、库欣综合征可因水钠潴留出现全身性水肿。

（5）营养不良性水肿：多与重度贫血、肿瘤、结核病、慢性肝病、胃肠手术后、慢性腹泻等消耗性疾病所致长期营养不良、贫血、低蛋白血症有关。其特点：①水肿常出现在组织疏松部位，初时常局限于双下肢，活动后加重。②严重营养不良时，因蛋白质缺乏可发展至全身凹陷性水肿，可伴有胸腔积液及腹水。③水肿发生前体重明显减轻，伴有疲乏、无力、表情淡漠、肌肉萎缩、皮下脂肪萎缩、皮肤弹性差等营养不良表现。

（6）药源性水肿：一些药物摄入后引起变态反应、肾损害、内分泌紊乱，影响水钠排泄或影响水钠代谢导致水肿。其特点：①水肿发生在用药后，停药后可逐渐缓解。②水肿常局限于双下肢。③最常见引起水肿的药物有肾上腺皮质激素、胰岛素、解热镇痛药、抗生素、钙通道阻滞剂、甘草等。

（7）自身免疫性水肿：多见于系统性红斑狼疮、皮肌炎等。

（8）变态反应性水肿：可由致病微生物、动植物毒素、异种血清、相关食物等引起。

（9）特发性水肿：是一种原因不明的水盐代谢紊乱综合征，女性多见，多发生于低垂部位。

2.局限性水肿 静脉或淋巴回流受阻或毛细血管渗透性增加所致。

（1）炎性水肿：如蜂窝织炎、丹毒、高温或化学损伤、挫伤等引起局部炎症反应，常伴红、肿、热、痛表现。

（2）淋巴回流障碍性水肿：如淋巴管炎、丝虫病等。

（3）静脉回流障碍性水肿：如下肢深静脉血栓、血栓性静脉炎、留量静脉导管导致水肿等。

（4）变态反应性水肿：如血管神经性水肿、过敏性或接触性皮炎等。

（5）局部黏液性水肿：高代谢、甲状腺疾病等。

第二十八章　瘫　痪

一、思维导图

瘫痪诊断思维导图见图 28-1。

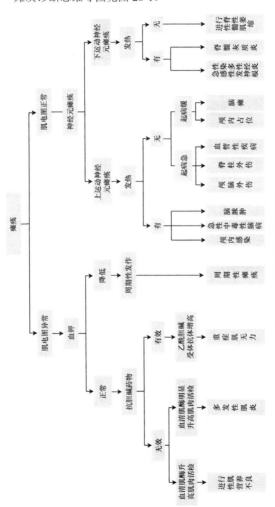

图 28-1　瘫痪诊断思维导图

二、诊断流程

(一) 病史采集

病史采集应详细询问患儿个人史、家族史、生长发育情况及与此次发病相关的病史。

1. 个人史及家族史 患儿是否早产，是否为巨大胎儿，产程是否延长或存在羊水吸入、胎粪吸入、脐带绕颈所致的窒息，或由于难产、产钳导致的产伤、颅内出血或缺氧。患儿生后 Apgar 评分是多少，是否进行了复苏或呼吸支持。胎儿期是否有感染、出血、缺氧；孕母孕期是否有妊娠高血压、妊娠糖尿病、腹外伤和放射线接触等；孕母之前是否有不明原因流产及死胎史。新生儿期是否存在缺氧、严重感染、颅内出血、胆红素脑病等。家族是否有相似患儿。

2. 生长发育情况 患儿被发现异常前是否按时在医院进行生长发育评估，语言、运动能力是否等同于同龄儿，是否有癫痫发作、用药及控制情况。

3. 发病相关病史 患儿病程持续时长，是急性起病还是缓慢起病，是否有外伤病史；是否有发热、呕吐等症状，瘫痪是否为周期性发作；是否伴感觉障碍；症状是否存在晨轻暮重现象；呼吸功能是否受影响等。

(二) 体格检查

1. 一般情况 患儿营养发育情况，有无异常面容，是否存在意识障碍、步态异常，能否与人交流，语言发育情况。头颈部有无外伤痕迹，有无高血压、肌萎缩等。

2. 运动发育落后和瘫痪肢体运动障碍 患儿的运动是否落后，包括抬头、坐立、站立、独走等大运动及手指的精细动作。瘫痪为四肢瘫（四肢和躯干均受累）、双瘫（两对称部位的瘫痪）、截瘫（双下肢受累，上肢及躯干正常）、偏瘫（一侧上下肢运动障碍）、三肢瘫（三个肢体受累，此类型少见）或单瘫（少数神经节支配的某一肌肉或肌群瘫痪的状态，此类型很少见）等。

3. 肌张力异常 因不同临床类型而异，上运动神经元瘫痪表现为肌张力增高；下运动神经元瘫痪则表现为瘫痪肢体松软，但仍可引出腱反射；手足徐动型表现为变异性肌张力不全。

4. 姿势异常 受异常肌张力和原始反射延迟消失不同情

况的影响，患儿可出现多种肢体异常姿势，并因此影响其正常运动功能的发挥。体格检查中将患儿分别置于俯卧位、仰卧位、直立位，以及由仰卧位牵拉成坐位时，即可发现瘫痪肢体的异常姿势和非正常体位。

5. 反射异常　多种原始反射消失延迟。腱反射活跃，可引出踝阵挛和阳性 Babinski 征。

6. 感觉异常　部分患儿可出现感觉异常，如吉兰-巴雷综合征患儿会出现感觉灵敏度降低，四肢末端出现戴手套或穿袜子的感觉。

（三）辅助检查

1. 影像学检查　1/2～2/3 患儿可有头颅 CT、MRI 异常，如脑瘫患儿可出现脑室周围白质软化、胼胝体发育不良等，但正常者不能否定相关的诊断。通过影像学检查，可排除颅内占位及严重颅脑损伤所致的瘫痪，脊髓 MRI 可用于诊断脊髓灰质炎、急性感染性多发性神经根炎等。

2. 脑电图　脑电图可能正常，也可表现为异常背景活动，伴有痫性放电波者应注意合并癫痫的可能性，但是如果没有临床发作，不能诊断癫痫，也不宜按照癫痫进行治疗。

3. 肌电图检查　可鉴别神经源性损害、肌源性损害、神经肌肉接头性损害、髓鞘损害、轴索损害等，可以提供临床定位诊断的依据。

4. 电解质及酶的相关检查　关注血钾水平，以排除低钾性周期性麻痹，血清肌酸激酶检测对鉴别诊断具有一定的意义，多发性肌炎、进行性肌营养不良、严重肌肉创伤等会使肌酸激酶明显升高。脑膜炎、全身性惊厥、休克、破伤风等也可以使血清肌酸激酶的活性升高。

5. 串联质谱分析

6. 基因检查　生长发育落后、智力低下、肌力、肌张力异常或不明原因抽搐的患儿可行基因检查明确诊断。例如，脊髓性肌萎缩可通过基因明确诊断。

（四）诊断思路

瘫痪（paralysis）是指随意运动功能的减低或丧失，是神经系统常见的症状，可分为神经源性、神经肌肉接头性及肌源性等类型。临床表现主要为中枢性运动障碍、姿势异常、肌张力异常、反射异常等，部分病例可表现为感觉异常、智力发育迟缓及惊厥发作等，不同病因导致的瘫痪临床表现各不相同，注意鉴别诊断。

儿童群体神经源性瘫痪中的脑性瘫痪更常见。本章重点讲述脑性瘫痪。脑性瘫痪是一个综合性名称，包括多种原因引起的脑损伤所致的非进行性中枢性运动障碍。临床表现主要为中枢性运动障碍和姿势异常，严重病例除肢体瘫痪外，还有智力低下、视觉、听力、语言功能障碍、感觉障碍及抽搐发作等。发达国家患病率为 1‰～4‰，我国为 2‰ 左右。脑性瘫痪诊疗思路见图 28-2。

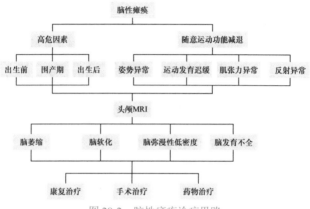

图 28-2　脑性瘫痪诊疗思路

瘫痪的治疗原则如下。

1. 早发现、早干预　婴幼儿运动系统处于发育阶段，一旦发现运动异常，尽早加以纠正，容易取得较好疗效。

2. 功能训练　包括躯体训练、技能训练、语言训练。

3. 矫形器的应用　借助辅助器及支具，矫正小儿异常姿势，调整肌肉紧张度，有时还有抑制异常反射的作用。

4. 物理治疗　包括水疗及各种电疗，患儿在水中能产生更多的自主运动，肌张力得到改善，对呼吸动作有调整作用，对改善语言障碍也有帮助。

5. 手术治疗　主要适用于痉挛型脑性瘫痪患儿，可矫正畸形，改善肌张力；恢复或改善肌力平衡，手术包括肌腱手术（如跟腱延长术）、神经手术（如闭孔神经前支切断术、选择性脊神经后根切断术）、骨关节手术等。

6. **药物治疗** 周期性瘫痪可给予补钾治疗，重症肌无力给予胆碱酯酶抑制剂可缓解症状，为缓解不随意运动型的多动，可小剂量试用盐酸苯海索，改善肌张力。合并癫痫者可应用抗癫痫药物。

7. **家庭训练和医生指导相结合** 瘫痪的康复是个长期的过程，尤其像脑性瘫痪，短期住院治疗不能取得良好的效果，许多治疗需要在家里完成，家长和医生密切配合，共同制订培训计划，评估训练效果。

第二十九章　肥　　胖

一、思维导图

肥胖诊断思维导图见图 29-1。

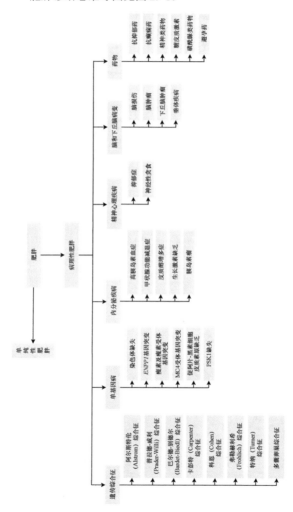

图 29-1　肥胖诊断思维导图

二、诊断流程

（一）病史采集

1. 家族史　询问家庭中三代人肥胖、高血压、动脉粥样硬化、高血脂、糖尿病及癌症等发生情况。

2. 生活习惯与行为　家庭成员与儿童进食习惯、食欲、食量情况，参加户外活动与体力活动情况。

3. 膳食评价　记录3天进食量，计算总能量摄入，了解儿童过多能量的食物来源。

4. 用药情况　有无长期使用胰岛素、肾上腺皮质激素等药物。

5. 社会心理病史　如抑郁，是否有学校和社会问题，使用烟草等不良行为。

6. 伴随症状　伴畏寒、嗜睡、懒言少语，见于甲状腺功能减退；伴抽搐者考虑假性甲状腺功能减退；伴智力低下、性器官发育不全或畸形，多见于遗传病；伴低血糖发作，多见于糖代谢紊乱、胰腺疾病；伴头痛、尿崩症，提示病变位于下丘脑。

（二）体格检查

常规检测身高、体重、血压、BMI、腹围、腰围、臀围及皮下脂肪厚度，注意脂肪分布情况、毛发生长情况、第二性征及性器官发育情况等。一些遗传病可见特殊面容、指（趾）发育异常。皮质醇增多症可出现满月脸、水牛背、多毛和高血压等。

肥胖的体格检查可见皮下脂肪丰满，但分布均匀，腹部膨隆下垂。严重肥胖者可因皮下脂肪过多，使胸腹、臀部及大腿皮肤出现皮纹；因体重过重，走路时双下肢负荷过重，可致膝外翻和扁平足。女性肥胖儿童胸部脂肪堆积应与乳房发育相鉴别，男性肥胖儿童因大腿内侧和会阴部脂肪的堆积，阴茎可隐匿在阴阜脂肪垫中而被误诊为阴茎发育不良。

（三）辅助检查

1. 基础代谢率　甲状腺功能减退症或垂体肿瘤患儿基础代谢率明显减低；糖尿病初期基础代谢率往往增高。

2. 内分泌和代谢

（1）糖代谢：部分肥胖儿童可伴有空腹胰岛素水平上升，糖耐量下降等高胰岛素血症表现或高血糖。

（2）脂代谢：胆固醇、甘油三酯、低密度脂蛋白增加，高密度脂蛋白减少。

（3）蛋白质代谢：基本正常，某些氨基酸可能增加，嘌呤代谢可出现异常，尿酸增高。

（4）内分泌改变：部分肥胖儿童生长激素减少，分泌高峰不明显；可影响性激素的释放和青春期启动，女孩肥胖儿童性发育提前。

3.激素水平检测 血胰岛素及 C 肽、甲状腺功能、甲状旁腺、皮质醇、性激素等检测有助于鉴别遗传性肥胖、库欣综合征、糖尿病、胰腺疾病和甲状腺功能减退症等。

4.超声及影像检查 腹部彩超可排查胰腺、卵巢等疾病，严重肥胖儿童肝脏超声检查常有脂肪肝，青春期女性要排除多囊卵巢；头颅、肾上腺、胰腺等 CT 或 MRI 可协助继发性肥胖的诊断。

5.其他 怀疑遗传病时需完善染色体核型分析、相关基因检查明确诊断。

（四）诊断思路

肥胖是多种原因引起的脂肪成分过多且超过正常人平均量的病理状态。在儿童中单纯性肥胖占肥胖的 95%～97%，常见于婴儿期儿童、5～6 岁儿童和青春期儿童。

1.肥胖的评价指标

（1）实际体重超过参照人群标准身高体重的 10% 为超重，超过 20% 肥胖，其中超出标准体重 20%～30% 为轻度肥胖，30%～50% 为中度肥胖，超过 50% 为重度肥胖。

（2）BMI：BMI=体重（kg）/身高（m^2），可较好反映儿童的体脂含量。WHO 和我国建议 12～18 岁超重和肥胖的 BMI 界值点分别为 1SD 和 2SD，成年人超重和肥胖的 BMI 界值点分别为 $24kg/m^2$ 和 $28kg/m^2$。

（3）体重/身高评价：常用于＜2 岁的儿童，若体重/身高在 $P85^{th}$～$P97^{th}$ 为超重，＞$P97^{th}$ 为肥胖。

（4）体重指数/年龄（BMI/age）评价：BMI 指体重（kg）/身长的平方（m^2），年龄≥2 岁的儿童青少年，推荐第 85 百分位数≤BMI＜第 95 百分位数（同年龄同性别）作为超重的诊断标准，将 BMI≥第 95 百分位数（同年龄同性别）作为肥胖的诊断标准。

2.鉴别诊断 诊断单纯性肥胖时需同遗传和神经内分泌

疾病的继发性肥胖鉴别。

（1）伴肥胖的遗传病

1）Prader-Willi 综合征：为父源性染色体 15q11-q13 基因缺失所致。主要特征为新生儿期和婴儿期严重肌张力低下及喂养困难；儿童期食欲过盛而明显肥胖、不同程度的智能障碍，常伴身材矮小、手足小、眼小及性腺发育落后。

2）劳-穆-比（Laurence-Moon-Biedl）综合征：又称性幼稚色素性视网膜炎多指畸形综合征，是罕见的先天性家族性疾病，常染色体隐性遗传病。临床特征为肥胖、智能低下、性器官发育不全、视网膜色素变性、多指（趾）或并指（趾）畸形，亦可伴其他先天性异常。

3）Alstrom 综合征：常染色体隐性遗传病，随病程发展，病症逐渐加重，包括向心性肥胖、心肌病、视网膜色素变性（可致失明）、神经性耳聋、糖尿病。

（2）伴肥胖的内分泌疾病

1）Frohlich 综合征：继发于下丘脑及垂体病变，呈向心性肥胖，体脂主要分布在颈部、颏下、乳房、会阴及臀部，手指、足趾纤细、身材矮小，性发育延迟或不出现。

2）皮质醇增多症：又称库欣综合征（Cushing syndrome），由于肾上腺皮质增生或肿瘤，分泌过量皮质醇，呈向心性肥胖，满月脸，常伴高血压、皮肤紫纹，女孩可出现多毛、痤疮和不同程度的男性化体征。

3）多囊卵巢综合征：下丘脑-垂体-卵巢功能紊乱，无排卵，长大的卵泡在卵巢皮质内形成多发性囊肿。临床特征为月经少甚至闭经、不孕、多毛、肥胖及一系列内分泌激素改变，如雄激素升高，黄体生成素（LH）与促卵泡激素（FSH）比值升高，胰岛素抵抗、高胰岛素血症等。

4）甲状腺功能减退症（hypothyroidism）：小儿甲状腺功能减退症多为先天性，由于甲状腺激素分泌不足或生理效应减低，导致代谢减慢。临床特征为黏液性水肿、身材矮小，反应迟钝、智能低下、表情呆滞。

（3）药物性肥胖：长期使用肾上腺皮质激素、氯丙嗪、丙戊酸钠、胰岛素或促进蛋白质合成制剂，可导致肥胖，停药后肥胖可逐渐消失。

3. 管理与干预　应将控制超重/肥胖视为慢性病来管理，而不应期待获得"治愈"的效果。干预的基本目标是改变生活方式，包括健康饮食、增加每天运动量，减少产热能性食物的摄入和增加机体对热能的消耗。

（1）常规筛查：常规筛查儿童肥胖很重要，应作为儿科健康工作的一部分。

（2）饮食干预：采用低热量、低糖、高蛋白的饮食，提供适量的维生素和微量元素，以保证儿童生长发育所需营养。

（3）运动疗法：包括综合有氧运动、力量训练、日常活动的增加。

（4）行为矫治：需让儿童与家庭认识超重/肥胖影响健康，共同配合治疗是儿童肥胖干预成功的关键，包括饮食行为和生活行为调整。

（5）药物治疗：一般儿童肥胖不建议采用药物治疗控制体重。只有经生活方式干预，仍未能限制体重增加或改善并发症时，才使用药物治疗。

（6）手术治疗：只有在以下条件才使用外科手术：①患者青春期发育已达到坦纳（Tanner）分期 4/5 期，身高已经达到或接近成年人身高，且 BMI＞40kg/m² 伴轻度并发症或 BMI＞35kg/m² 伴显著并发症。②经过正规方案改变生活方式，使用或未使用药物治疗，极度肥胖和并发症持续存在。③心理评估确认家庭单元的稳定性和能力。④患儿有坚持健康饮食和活动习惯的能力。⑤应在能提供必要护理基础设施的儿童减肥手术中心，由经验丰富的外科医生进行手术，中心还应包括一个能够长期随访患儿及其家庭代谢和心理社会需求的团队。

4. 预后 儿童期肥胖是成人期代谢综合征的危险因素。肥胖儿童运动明显减少，骨骼负重，易发生骨折，儿童肥胖可有社会和情绪问题。

5. 预防

（1）出生前预防：妊娠过程中，胎儿与母体的代谢密切相关，胎儿在宫内的发育及母亲的营养状况可以影响其终身健康。

（2）出生后预防：通过各种方式或媒体进行科学知识宣传，使人们对肥胖的危害有正确认识，改变不良的生活方式、饮食习惯和不合理的膳食结构等，提高对危险因素易感人群的识别，并及时给予医疗监督和指导，控制肥胖的进展。

第三十章 生长发育迟滞/智力障碍

一、思维导图

生长发育迟滞/智力障碍诊断思维导图见图 30-1。

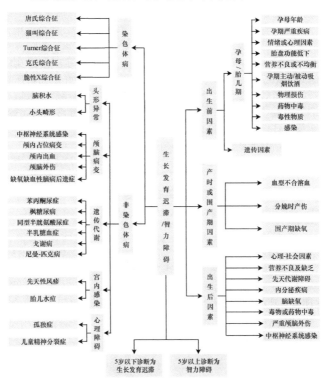

图 30-1 生长发育迟滞/智力障碍诊断思维导图

二、诊断流程

(一)病史采集

1. 生长发育史 包括运动、语言、应人、应物能力等神经功能发育,了解生长发育迟滞/智力障碍出现的时间,是随年龄逐渐落后,还是从某一阶段开始出现倒退。何时出现发育变慢、停止,某种技能衰退或丧失。

2. 现病史　发病年龄、症状表现、行为、性格、学习情况等。

3. 既往史　既往患病情况、中枢神经系统感染、外伤、颅内出血、惊厥发作史等。

4. 出生史及新生儿情况　出生时有无窒息（Apgar 评分）、难产儿、剖宫产儿、产伤史。新生儿其是否足月或早产、体重，是否有颅内出血、高胆红素血症、呼吸困难、颅内感染、有无哺乳困难等。

5. 母亲妊娠史　①流产、早产、TORCH 等宫内感染；②X 线、工业污染、电子辐射、药物影响；③妊娠高血压、妊娠糖尿病、感染、外伤、大量失血史；④孕母年龄、吸烟、酒精依赖、性病史，是否有严重营养不良、内分泌疾病、癫痫及慢性严重躯体疾病及用药情况；⑤多胎、宫内窘迫、前置胎盘、胎盘早剥、胎盘功能不良等情况。

6. 家族遗传史　是否近亲婚配及阳性家族性遗传病史，家族是否有脑性瘫痪、精神及神经系统疾病、智力障碍患者。

7. 其他　家庭环境、养育方式、教育等。

（二）体格检查

常规体格检查包括身高、体重、头围，注意面容、皮肤、毛发、气味、体态、掌指纹、肝脾情况；患儿姿势、不自主运动、瘫痪及共济失调；婴幼儿原始反射检查，视力、听力情况；肌张力、肌力、反射运动能力检查；生长发育迟滞（DD）/智力障碍（ID）患儿（尤其是中至极重度患儿）多伴有畸形、体格发育落后。

（三）辅助检查

1. 神经心理测量　智能发育、智商及社会适应能力评价，精神、行为评估等。

2. 常规检查　肝肾功能、电解质、血糖、血氨、乳酸、同型半胱氨酸、甲状腺功能、营养评价等。

3. 尿液检查　三氯化铁试验绿色常见于苯丙酮尿症，淡绿色常见于酪氨酸血症，海蓝或灰蓝色见于枫糖尿病；二硝基苯肼试验阳性见于苯丙酮尿症、枫糖尿病、甲基丙二酸血症等；本内迪克特试验阳性见于半乳糖血症、糖尿病。

4. 遗传学检查　①染色体检查有助于发现先天性染色体异常，如唐氏综合征、脆性 X 综合征等；②基因突变检查有助于诊断遗传病，单基因突变在 DD/ID 病因中占 40% 左右，其中以常染色体显性遗传最常见。

5. 血尿代谢筛查 辅助诊断有机酸、氨基酸代谢性疾病，先天代谢异常疾病在 DD/ID 病因中占 1%～5%。

6. 神经影像学检查 颅骨平片可发现颅骨畸形或先天性缺损等，MRI 对于不同脑组织具有比 CT 检查更好的分辨率。约 30% 的 DD/ID 患儿在头颅 MRI 有异常表现，多数为非特异性异常。

（四）诊断思路

生长发育迟滞（developmental delay，DD）是指儿童在两个及以上发育领域中出现明显迟缓，主要是指儿童发育里程碑的相应时间落后于同龄儿。智力障碍（intellectual disorder，ID）是指 18 岁以前发育时期内出现的智力明显低于同龄儿童正常水平，同时伴有社会适应能力障碍。DD 诊断主要用于 5 岁以下儿童，因为此时智商测定不可靠，此时用 DD 诊断更加强调了儿童发育具备潜能。ID 诊断多用于 5 岁以上的儿童，此时智商测定已经比较可靠和稳定。

1. DD 诊断标准 儿童在两个及以上发育领域中出现明显迟缓，其中发育包括运动（粗大、精细）、语言、认知、个人-社会及日常活动能力五个领域。

2. ID 诊断标准 ID 诊断强调必须具备三个基本特征：①智商低于人群均值 2 个标准差及以上，智商（IQ）分数通常低于 70 分。②适应功能缺陷，其与智力损害相关，且会影响患儿在多种环境中的参与度，要求其在概念、社交及实践领域至少存在 1 个领域的缺陷。③智力和适应缺陷是在发育阶段或 18 岁以前。

3. 鉴别诊断

（1）暂时性精神发育迟缓：由于营养不良、慢性病后、服用镇静药物、不良的心理-社会环境等因素可导致精神发育暂时性落后。纠正上述因素，精神发育可正常，也常见于早产儿、低体重儿。

（2）注意缺陷多动障碍：常有注意力分散、多动、自控能力差，导致学习成绩差、社会适应能力差，可误诊为智力障碍，但检查智力在正常范围。

（3）儿童精神分裂症：本病对智力无明显影响，主要是精神活动的异常。临床主要表现为感/知觉障碍，思维、情感障碍、性格异常等。但对周围环境接触及适应不良，导致学习困难，易误诊为智力障碍。

4.治疗　无治疗 DD/ID 的特效药物（一些特殊代谢性疾病等少见情况除外）。治疗主要针对病因和进行训练。①病因治疗：已经查明病因的患儿，早期诊断，早期治疗，其他疾病尽可能去除病因，有利于认知能力的恢复。②训练：是目前 DD/ID 的主要治疗方法，应根据儿童智力损伤的程度、年龄、条件等，安排特定的以各种认知能力训练为主的训练计划，有步骤地进行。

5.预防　DD/ID 的预防和早期干预非常重要。1981 年，联合国儿童基金会提出了Ⅲ级预防措施。①Ⅰ级预防：消除导致 DD/ID 的病因。②Ⅱ级预防：早期发现，尽可能早期干预，使之不发生脑损伤。③Ⅲ级预防：对已发生脑损伤的患儿正确诊断，合理治疗。

第三十一章 血糖异常

一、思维导图

高血糖诊断思维导图见图31-1。

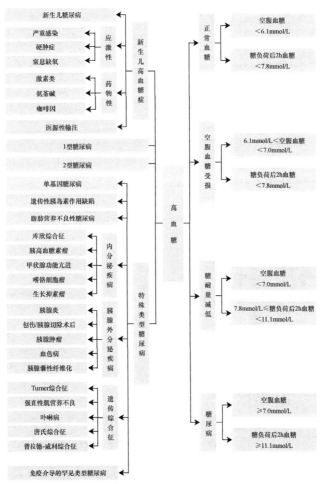

图 31-1 高血糖诊断思维导图

低血糖诊断思维导图见图 31-2。

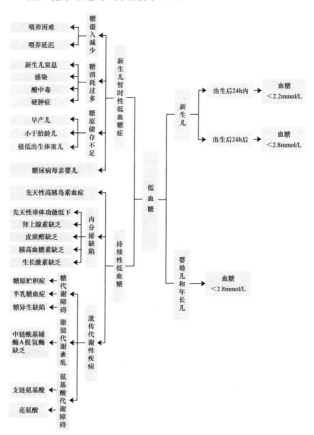

图 31-2　低血糖诊断思维导图

二、诊断流程

(一) 病史采集

起病前是否有外伤、手术、病毒感染、暴饮暴食等诱因，有无化学毒物、特殊食物及药物等接触史；有无恶心、呕吐、腹痛等症状；家族中有无相似患者；是否有反复呼吸道感染、结核病、生长发育迟滞、感觉异常等。

诊断高血糖时，一定注意患儿的发病年龄，不同年龄高血糖的诱因有其特殊性。询问患儿的日常膳食情况、体重变化、有无三多一少症状（多饮、多食、多尿、体重减轻）；是否有并发症及伴随症状。新生儿尤其是早产儿由于血糖调节机制失衡，会出现高血糖，但大多是暂时性的。另外，应激、药物及医源性输注葡萄糖也会造成新生儿高血糖。儿童高血糖原因大多为糖尿病，且年龄越小，1型糖尿病的可能性越大。

诊断低血糖时，临床医生应详细询问患儿出现低血糖的年龄及时间。新生儿期低血糖大多是暂时性的，主要是喂养不及时或感染、窒息等原因使葡萄糖消耗过多。早产儿及足月小儿由于肝糖原及肌糖原储备量不足，低血糖的发生率更高。若低血糖发生在新生儿期或婴儿期，多考虑遗传代谢性疾病及高胰岛素血症或升糖激素异常；若1～6岁的儿童晨起发生低血糖，同时伴有血/尿酮体增高，多考虑酮症性低血糖。另外，要特别注意低血糖发生的时间与空腹的关系。如果进食后短时间内出现低血糖提示胰岛素分泌过多或糖原分解障碍；如果空腹较长时间后出现低血糖，则提示糖异生障碍或脂肪酸氧化缺陷；若停止夜间喂养或改变正常喂养规律后出现低血糖，常提示遗传代谢性疾病；若摄入未成熟的荔枝出现低血糖，并伴有呕吐、肌张力低下及癫痫等表现，则牙买加呕吐病的可能性大。

（二）体格检查

体格检查可以为血糖异常的病因诊断提供非常重要的线索。特殊面容往往提示遗传代谢病的可能；若患儿生长发育落后，伴明显肝大，则考虑糖原贮积症；若身材矮小、甲状腺功能减退、性腺发育障碍，则常提示存在垂体激素缺乏；若患儿肝功能异常、高氨血症、神经肌肉症状伴或不伴肌酸激酶增高，常提示脂酸氧化缺陷；若患儿有皮肤色素加深，伴有低钠血症、高钾血症等，提示肾上腺功能减退。高血糖患儿要注意眼部并发症，定期复查眼底、眼压、视力等；注意神经检查，尤其双下肢的痛觉、触觉及深感觉等。

（三）辅助检查

导致血糖异常的原因较多，不同的疾病需要不同的实验室检查及影像学检查，因此根据病情需要选择相应的辅助检查：

（1）动态血糖监测：可直观地反映24h血糖波动情况。

（2）血生化检查：包括肝肾功、电解质、肌酸肌酶、血脂。

（3）血氨、血/尿酮体测定。

（4）内分泌激素检查：促肾上腺皮质激素（ACTH）、皮质醇、生长激素、甲状腺激素、胰岛素、C肽及胰高血糖素。

（5）影像学检查：腹部B超、CT、MRI等，PET可用于高胰岛素血症病灶诊断。

（6）血、尿串联质谱分析：怀疑代谢性疾病时可行血串联质谱及尿气相质谱分析。

（7）酶学和基因诊断：对诊断不明确者或者如糖原贮积症、脂肪酸代谢障碍等遗传代谢性疾病可行基因检测。

（8）高血糖时需定期复查尿糖、尿酮体、尿蛋白，合并酮症时完善血酮体、血气分析等测定。

（四）诊断思路

糖代谢异常可以造成机体组织供能减少、代谢性酸中毒，甚至器官功能丧失，严重危害儿童身体健康。对于糖代谢异常，首先要区分是高血糖还是低血糖。就儿童而言，高血糖最常见于糖尿病患儿，通过反复血糖测定和其他实验室检查，确诊是否为糖尿病，并综合患儿的起病年龄、起病方式、临床表现、自身免疫证据及治疗是否依赖胰岛素，综合分析糖尿病类型。此外，儿童高血糖还见于各种严重损伤应激状态，如创伤、感染、烧伤、手术、缺血缺氧、休克及多脏器功能衰竭等刺激下。对于肥胖儿童，因为体内脂肪含量升高可产生胰岛素抵抗，也会有血糖升高。药物引起的血糖升高也很多见，如糖皮质激素、生长激素、降压/降脂药、精神类药物等都能引起血糖升高，可通过详细询问用药史明确诊断。

低血糖也是儿童常见的代谢紊乱性疾病，会引起脑组织损伤，病因众多，但主要是维持血糖稳态的某个系统失活或者某种激素异常。若患儿低血糖同时伴有生长发育迟缓、肝大、血脂异常，则需考虑糖原分解异常，糖原贮积症Ⅰ、Ⅲ、Ⅳ及0型均可发生低血糖，需进一步行基因突变分析确诊。若糖异生过程中的酶类缺乏，也会出现低血糖，同时伴有肝大、肾衰竭、乳酸性酸中毒、惊厥、昏迷，甚至死亡，确诊有赖于肝或小肠相应的酶活性测定及基因突变分析。若患儿在禁食后出现低酮性低血糖，则需考虑脂酸氧化及酮体生成障碍性疾病，如原发性肉碱缺乏症、戊二酸血症Ⅱ型、β-羟基-β-甲戊二酸单酰辅酶 A（HMG-CoA）合成酶缺乏症等。升糖激素异常，如生长激素缺乏或皮质醇缺乏，也会出现低血糖，通过相关激素测定及影像学检查即可确诊。如果临床表现为低酮症、低脂肪酸血症、高胰岛素血症性低血糖症状，则考虑高胰岛素血症。若进餐后出现低血糖，特别是喂食蛋白质及果糖后出现低血糖，需考虑倾倒综合征及遗传性果糖不耐受症。此外，一些药物、严重的消化系统疾病、早产儿或小于胎龄儿、分泌胰岛素样生长因子 2（IGF2）的肿瘤均可出现不同程度的低血糖。需要临床医生通过详细的病史资料及体格检查，结合相关实验室检查，找出低血糖病因，及早对因治疗。

第三十二章　淋巴结肿大

一、思维导图

淋巴结肿大诊断思维导图见图 32-1。

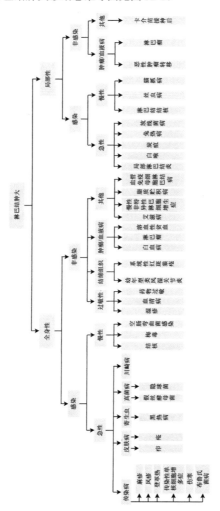

图 32-1　淋巴结肿大诊断思维导图

二、诊断流程

（一）病史采集

淋巴结肿大要注意年龄因素，尤其是全身性淋巴结肿大，首先考虑感染性疾病，婴幼儿病毒感染和结核多见，年长儿还应考虑传染性单核细胞增多症和肿瘤等。起病急缓、淋巴结肿大的表现、诱发因素及流行病学史，起病急、进展快常见于感染，起病缓、进展慢常见于结核、白血病、肿瘤和免疫性疾病等，传染病往往有密接史。伴有发热常提示急性感染，伴有贫血和黄疸提示溶血性贫血，同时伴有贫血、出血、发热，提示白血病。有无咯血、腹痛、呕血、便血、皮疹、盗汗、关节痛、牛羊等家畜接触史、猫狗抓伤史，使用药物治疗情况及疗效，饮食、睡眠情况及体重有无下降，既往有无反复呼吸道感染、有无过敏性疾病或过敏性疾病家族史、有无传染病史、有无遗传病史等。

（二）体格检查

1. 淋巴结　一定要按顺序全面而详细的检查各组浅表淋巴结，触诊时不仅要注意肿大淋巴结的部位，而且要注意淋巴结的性质，如注意其大小、数量、质地、有无压痛、活动度、有无粘连，局部皮肤有无红肿、瘢痕、瘘管等情况。

2. 其他相关查体　评估患儿生长发育及营养情况，有无皮疹及瘀斑，注意四肢关节有无变形，尤其要注意肺部及腹部肝脾体征。

（三）辅助检查

1. 血常规检查　外周血白细胞总数及中性粒细胞增高提示细菌感染；外周血白细胞总数正常或减少，而淋巴细胞增高提示病毒感染或结核；伴淋巴细胞增高明显，特别是以异型淋巴细胞为著，提示传染性单核细胞增多症；伴嗜酸性粒细胞增高，提示寄生虫感染或嗜酸性粒细胞增生性淋巴肉芽肿等；外周血白细胞总数减少，伴血小板、红细胞异常，应考虑血液系统疾病的可能性，如多发性骨髓瘤、白细胞不增多性白血病、骨髓转移瘤、恶性组织细胞病等。

2. 外周血涂片　外周血涂片主要观察血中白细胞、红细胞及血小板的形态、分布，并观察是否有异常细胞存在。如传染性单核细胞增多症患儿可见超过 10% 异型淋巴细胞；急性白血病患者，可以在外周血淋巴细胞涂片上看到原始细胞、幼稚细胞。

3. 骨髓象检查 对某些全身性淋巴结肿大，高度怀疑血液病、寄生虫感染时需行骨髓穿刺。

4. 其他检查 考虑血液病、转移性肿瘤、淋巴结结核或不能明确病因时需进行淋巴结穿刺并活检。考虑传染性单核细胞增多症应做嗜异性凝集试验及 EB 病毒检测，考虑结核感染应做结核菌素纯蛋白衍生物（PPD）试验等；考虑免疫性疾病应做相关特异性抗体检测，考虑性病所致，应做相关病原体抗原、抗体检测，考虑艾滋病应做 T 淋巴细胞亚群及 HIV 抗体检测。应根据病情选做 X 线胸片、CT、MRI、B 超等检查。

（四）诊断思路

淋巴结肿大是儿科查体常见的体征，往往是某一疾病的一个临床表现。正常淋巴结直径 0.2~0.5cm，质地柔软、光滑、无压痛，与周围组织无粘连，如果淋巴结直径超过 1~2cm，质地异常，则称为淋巴结肿大。

当我们接诊这样的患儿时，首先要通过详细的问诊及体格检查，明确为急性还是慢性、全身性还是局部性淋巴结肿大。如急性疾病，仅有局部淋巴结肿大，多考虑感染，以颈部淋巴结炎多见；若伴有全身淋巴结肿大，需要结合临床表现，明确是否为急性感染性疾病，如伴发热、扁桃体炎及眼睑水肿，则需考虑传染性单核细胞增多症；如伴发热、皮疹等，需考虑传染性单核细胞增多症、川崎病、麻疹、风疹、伤寒等。此外，寄生虫病、真菌感染、急性白血病等亦会引起全身急性淋巴结肿大，需结合患儿病史及临床表现及查体逐一排除。淋巴结肿大病程较长者多为慢性炎症（如结核、梅毒、艾滋病等）；局部淋巴结呈慢性进行性增大，考虑淋巴瘤、转移瘤等；慢性全身淋巴结肿大可见于慢性淋巴细胞白血病、淋巴瘤、结缔组织病等。

肿大的淋巴结伴有疼痛和（或）压痛者多为急性炎症，无痛者多为肿瘤性疾病；淋巴结质地较软、活动度可多见于急性炎症；慢性炎症质地中等可与周围组织发生粘连；转移瘤可单个或成簇出现、质地硬、与周围组织粘连；淋巴瘤质地硬，无压痛，淋巴结肿大明显等；如为淋巴结结核，则起初淋巴结局部会出现波动感，破溃后形成瘘管经久不愈，愈合后可形成瘢痕。

最后，根据淋巴结肿大的临床特点、相关的伴随表现及辅助检查结果综合分析判断提出诊断依据。如感染引起的淋巴结肿大，预后好，当病因去除并治疗后，临床表现很快缓解，肿大淋巴结也会明显缩小；组织细胞性坏死性淋巴结炎的特点是淋巴结肿大与发热呈正相关，热高则大，热退则小，可伴有一过性白细胞减少，病程相对较长，激素治疗有效，抗生素疗效差，与其他疾病鉴别困难时，应及时进行淋巴结活检；若为无痛性进行性淋巴结肿大伴有发热等表现，甚至伴有皮疹、胸水或腹水、肝脾大等时，需进一步行淋巴结活检辅助检查，明确是否为恶性淋巴结肿大。

第三十三章　中性粒细胞减少症

一、思维导图

中性粒细胞减少症思维导图见图 33-1。

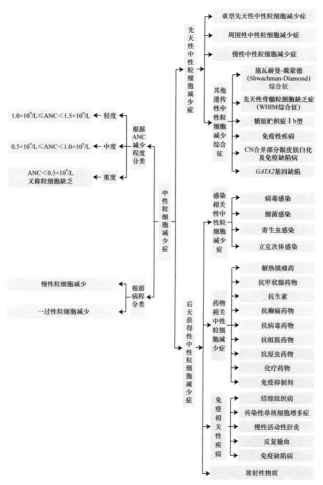

图 33-1　中性粒细胞减少症思维导图

ANC，绝对中性粒细胞计数

二、诊断流程

（一）病史采集

（1）发病年龄及有无家族史，一些先天性中性粒细胞减少症往往起病年龄早，表现为出生后不久即发生严重细菌感染，如周期性中性粒细胞减少症通常于出生后 1 年内发病，表现为周期性发作中性粒细胞减少伴反复感染；Shwachman-Diamond 综合征（SDS）通常于婴儿期起病，伴胰腺功能不全，属常染色体隐性遗传病。

（2）发作时间：一过性感染性粒细胞减少通常始于感染发生的前 1～2 天，随着病毒血症的结束而恢复正常，持续 3～7 天；而对于乙肝病毒、EB 病毒、HIV 感染可出现长期的中性粒细胞减少。药物引起的粒细胞缺乏常发生在起病的数小时内，也有 5～7 周后发作。

（3）近期有无感染史，包括病毒感染，如水痘病毒、流感病毒、呼吸道合胞病毒、巨细胞病毒、EB 病毒和柯萨奇病毒感染等；细菌感染，如革兰氏阴性杆菌、伤寒杆菌、副伤寒杆菌、布氏杆菌等；其他病原菌，如疟原虫、立克次体等。感染常见于呼吸道、肠道、泌尿道、口腔黏膜、皮肤软组织等处，但也可见于全身严重感染，如脓毒血症及感染性休克。

（4）药物及放射性物质接触史，药物引起粒细胞下降常发生在用药 2～3 个月，并持续至停药后 10 天左右。此外，接触放射性物质亦可导致此病。

（5）免疫相关性疾病史，如结缔组织病、慢性活动性肝炎、反复输血和免疫缺陷病等。

（二）体格检查

除全身系统查体外，还应注意口腔黏膜、脐带、皮肤及肛周等隐匿部位的检查；生长发育情况，有无合并畸形、皮疹、关节肿痛、肝脾及淋巴结肿大等。

（三）辅助检查

外周血中性粒细胞计数及比例明显降低。中性粒细胞减少往往伴随白细胞总数减低，一般不伴有血红蛋白及血小板下降，除非感染严重，出现骨髓抑制。感染性中性粒细胞减少时，在外周血涂片中可见粒细胞中毒颗粒及空泡变性。骨髓象可存在粒细胞增生低下或成熟障碍。免疫学检查可明确是否由风湿性疾病所致中性粒细胞减少。

（四）诊断思路

中性粒细胞是外周白细胞中的一种，主要功能是吞噬和杀伤细菌，包括黏附、趋化、吞噬和释放作用四个方面，亦是外周血中的一类重要的免疫细胞。中性粒细胞来源于骨髓，具有分叶形或杆状的核，细胞质内含有大量既不嗜碱也不嗜酸的中性细颗粒。这些颗粒多是溶酶体，内含髓过氧化物酶、溶菌酶、碱性磷酸酶和酸性水解酶等丰富的酶类，与细胞的吞噬和消化功能有关。新生儿 ANC 的正常低限为 6.0×10^9/L，生后 2 周～1 岁其低限为 1.0×10^9/L，≥1 岁其低限为 1.5×10^9/L。

中性粒细胞减少的定义为 ANC ＜ 1.5×10^9/L，是儿童常见的就诊原因。其中绝大部分是急性暂时性中性粒细胞减少症，主要诱因是感染、药物等，诱因去除后中性粒细胞计数可在短时间内自行恢复。而慢性中性粒细胞减少症相对少见，但病因分类复杂多样，临床表现各异，预后差异较大。不同的临床状态与中性粒细胞减少的严重程度密切相关：1.0×10^9/L ≤ ANC ＜ 1.5×10^9/L，未损害患者免疫功能；0.5×10^9/L ≤ ANC ＜ 1.0×10^9/L 时，可轻微影响患者免疫功能，当同时伴其他系统免疫功能低下时会出现轻度的感染风险；0.2×10^9/L ≤ ANC ＜ 0.5×10^9/L 时，感染风险高于健康人；ANC ＜ 0.2×10^9/L 时，可出现危及生命的感染风险，并增加了机会感染的可能性。

1. 先天性中性粒细胞减少症

（1）重型先天性中性粒细胞减少症：又称科斯特曼（Kostmann）综合征，发病率为（2～3）/100 万，无性别差异，多数呈常染色体隐性遗传，也可呈常染色体显性遗传、X 连锁隐性遗传或自发突变。表现为出生后不久即出现粒细胞减少，反复发生严重细菌感染，包括脐炎、中耳炎、肺炎、尿路感染、败血症及皮肤和肝脓肿等。最常见的感染病原体包括葡萄球菌、链球菌、革兰氏阴性杆菌和真菌等。中性粒细胞常 ＜ 0.2×10^9/L 或缺如，单核细胞及嗜酸性粒细胞绝对值增高，此时白细胞总数可正常。骨髓象表现为骨髓粒细胞成熟障碍，以早幼粒细胞为主，中性中幼粒细胞、杆状核细胞及分叶核细胞显著减少，而单核细胞、嗜酸性粒细胞及组织细胞相对增多。

治疗：①粒细胞集落刺激因子（G-CSF），通过改善粒细胞成熟障碍、增加中性粒细胞数量，从而降低感染风险。推荐开始剂量为 5～10μg/(kg·d)，依据治疗反应调整剂量，维持中性粒细胞在 (1.0～5.0)×10⁹/L，应用 G-CSF 后，SCN 患儿长期生存率可达 95%。②异基因造血干细胞移植，指征包括对中/低剂量 G-CSF（每日剂量≤5μg/kg）失去反应、反复发生难以控制的感染以及出现 MDS/AML 转化。本病预后不良，婴幼儿期即因严重感染死亡，部分 SCN 可转化为 MDS/AML。

（2）周期性中性粒细胞减少症：当常染色体显性遗传，发病率为 (0.5～1)/100 万。通常于出生后 1 年内发病，女性多于男性，表现为周期性发作中性粒细胞减少伴反复感染，包括咽喉炎、牙龈炎、牙周炎等，偶可发生严重感染，如中耳炎、乳突炎、肺炎、腹膜炎及败血症等，发作间期一般无临床症状。

发作规律：间隔为 21 天（14～35 天），低谷期持续 3～6 天，发作期 WBC 可正常或偏低，但 ANC 常 <0.5×10⁹/L，可伴淋巴细胞、单核细胞、血小板和网织红细胞计数的周期性变化，发作间期中性粒细胞计数正常。骨髓象呈周期性骨髓粒系发育障碍，粒系增生明显减低伴中性粒细胞成熟障碍，停滞在中幼粒细胞阶段。

治疗：关键在于早期诊断，避免长期及严重感染，平时注意口腔及皮肤卫生，避免感染，中性粒细胞严重减少伴感染者可给予抗生素治疗，90%～95% 的患儿对 G-CSF 治疗有效，多数患儿低剂量 G-CSF 2～3μg/(kg·d) 可增加中性粒细胞计数、降低感染风险及减轻感染症状，推荐 ANC 维持在 0.5×10⁹/L 以上即可。

（3）慢性中性粒细胞减少症：为 4 岁以下儿童除感染外最常见的中性粒细胞减少的原因，是中性粒细胞在末梢循环中一过性破坏增加所致。约 90% 见于婴儿，多无感染、炎症或恶性疾病表现，外周血 ANC 为 0.2～0.5×10⁹/L，骨髓象可正常，或髓系前体细胞增多并出现晚期成熟停滞，少数患者血清中存在抗中性粒细胞抗体。预防大于治疗，G-CSF 仅推荐应用于反复发生感染的患儿，本病常呈良性病程，约 95% 本病患儿在诊断 2 年内可自发缓解，预后与中性粒细胞减少程度无关。

（4）Shwachman-Diamond 综合征（SDS）：SDS 是一类原发性免疫缺陷病，常染色体隐性遗传病，常见于 2～10 月龄的婴儿，男性略多于女性，发病率约为 1/75 000。SDS 是由 7 号染色体上的 Shwachman-Bodian-Diamond 综合征基因（*SBDS*）突变所致，该基因突变可导致全身多个脏器系统广泛受累。表现为：①胰腺外分泌功能衰竭（脂肪泄、营养吸收不良、脂溶性维生素缺乏）为该病特异性的临床表现；②血液系统受累，白细胞减少可导致反复的病毒及细菌感染，还可出现如贫血、血红蛋白 F（HbF）水平升高、血小板减少、中性粒细胞化学趋化功能受损及骨髓衰竭等；③骨骼发育异常，身材矮小、胸廓畸形、手指畸形等；④神经系统异常，智力低下、认知障碍等；⑤肝脏异常，75% SDS 患者早期易出现肝大及转氨酶升高，有的甚至以肝脾大为首发表现，但 5 岁以上的患儿基本趋于正常。治疗上，SDS 患儿如出现胰腺外分泌功能衰竭可予肠溶性胰酶替代治疗，出现骨髓衰竭可应用环孢素 A，间断或持续性中性粒细胞减少（$<0.5×10^9$/L）可给予 G-CSF 治疗。

（5）WHIM 综合征：为一种可导致严重中性粒细胞减少的罕见病，临床表现可归纳为"WHIM"4 个字母：人乳头瘤病毒所导致的疣（Wart），低丙种球蛋白血症（hypogamma-globulinemia），反复细菌感染（infection）和骨髓粒细胞缺乏（myelokathexis）。由于反复感染和肿瘤易感性，患儿生存期缩短。有文献报道，幸存者在 40 岁时的恶性肿瘤发生风险接近 30%。男女均可发病，发病年龄从幼儿到老年均有报道，呈常染色体显性遗传，大部分是趋化因子受体 *CXCR4* 基因突变所致。实验室检查见外周血中性粒细胞显著下降，功能正常，还可存在淋巴细胞及单核细胞减少，部分病例嗜酸性粒细胞及嗜碱性粒细胞比例增高。骨髓象表现为粒系显著增生，粒细胞红细胞之比增高。中性粒细胞以分叶核为主，部分存在核右移。G-CSF 治疗可增加外周血中性粒细胞数量，输注丙种球蛋白可改善低丙种球蛋白血症。此外，普乐沙福作为 CXCR4 的拮抗剂，近期一项 I 期临床研究证实，长期（6 个月）低剂量（0.01～0.02mg/kg）应用可增加 WHIM 成人患者外周血白细胞计数。

（6）免疫性疾病：①约 1/4 的 X 连锁无丙种球蛋白血症患儿可表现中性粒细胞减少，为 B 细胞发育障碍引起的原发性免疫缺陷病，仅见于男性，反复发生严重感染。②网状发育不全为一种罕见的常染色体隐性遗传性重症联合免疫缺陷病，髓系和淋巴系细胞均发育受阻，而红细胞和血小板产生正常，临床表现包括先天性粒细胞重度减少、外周血 T 细胞缺乏及感音神经性聋，患儿通常在婴儿早期因严重细菌感染死亡，造血干细胞移植或可用于治愈此病。

2. 后天获得性中性粒细胞减少症

（1）感染相关性中性粒细胞减少症

1）病毒感染：是儿童暂时性中性粒细胞减少的最常见病因，常见于水痘病毒、麻疹病毒、风疹病毒、流感病毒、呼吸道合胞病毒、巨细胞病毒、EB 病毒、B19 病毒、腺病毒和柯萨奇病毒等。病毒感染可通过直接作用或诱导产生抗中性粒细胞抗体引起中性粒细胞生成减少及破坏增加，急性暂时性中性粒细胞减少通常始于感染发生的前 1～2 天，直至感染结束，而对于乙肝病毒、EB 病毒、HIV 感染可出现长期的中性粒细胞减少。

2）细菌感染：常见于伤寒、副伤寒、布氏杆菌及革兰氏阴性杆菌等。在严重脓毒血症时，因感染导致粒细胞破坏及消耗增加，亦可出现中性粒细胞减少，往往伴随血小板减少，尤其在新生儿时期。

3）其他病原菌：如疟原虫、杜氏利什曼原虫、立克次体等。

（2）药物相关中性粒细胞减少症：药物因素是仅次于感染所致中性粒细胞减少的第二大原因，药物直接或通过免疫机制作用于骨髓，抑制粒系造血，如解热镇痛药、抗病毒药物、抗癫痫药物、抗甲状腺药、抗生素、免疫抑制剂等均可造成中性粒细胞减少。

药物引起的中性粒细胞减少的原因主要有：①免疫介导的粒细胞及其祖细胞的破坏，抗生素、降血糖药、抗组胺药和降压药等可引起特异性中性粒细胞减少，可能与相关药物的活化代谢产物介导免疫反应有关。②药物过敏性粒细胞减少，抗甲状腺药物、抗癫痫药物及某些抗生素可导致粒细胞减少，患儿同时出现皮疹、哮喘及水肿等过敏症状。③药物直接或间接影响骨髓微环境，导致髓系祖细胞破坏，抑制中性粒细胞的产生，见于细胞毒药物、吩噻嗪类、半合成青霉素类、非甾体类、氨基比林衍生物、巴比妥类、磺胺类等，通常于药物使用 2～3 个月出现，并持续至停药后 10 天左右。④遗传易感性，如染色体 1p13、2p12 及 5p12 的断裂和结构重排多导致患者使用安乃近后出现粒细胞减少的发生；人类白细胞抗原-28 基因（*HLA-28*）携带可增加氯氮平诱导的中性粒细胞减少症发病风险，而携带 HLA-B35 可避免发病。

药物相关中性粒细胞减少症在药物治疗过程中出现中性粒细胞减少，且停药后大多完全恢复，当再次服用同类药物时可复发。治疗主要是停用可疑药物，给予对症治疗，根据病情使用 G-CSF 缩短中性粒细胞减少的时间。

（3）免疫相关性疾病：免疫相关性疾病引起的中性粒细胞减少症与抗中性粒细胞特异性抗体导致中性粒细胞破坏有关。中性粒细胞表面抗原有两类：一类为中性粒细胞与其他细胞共有的抗原（如 HLA 等），另一类为中性粒细胞特有的抗原。

第三十四章 出血性疾病

一、思维导图

出血性疾病诊断思维导图见图 34-1。

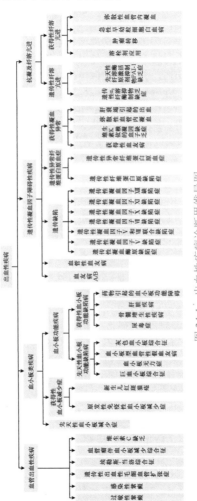

图 34-1 出血性疾病诊断思维导图

二、诊断流程

(一)病史采集

对于有出血的患者，首先需分清是局部病因引起的，还是出血性疾病，下述出血特征往往提示存在出血性疾病或出血倾向：①出血年龄：自幼起病、反复出血提示先天性或遗传性出血性疾病；②诱因和程度：自发性出血或轻微外伤后出血不止，或出血程度与外伤程度严重不成比例；③出血部位和分布：呈全身性分布，不能以局部原因解释；④出血频率：反复多次出血，并具有相似出血临床表现，如血友病多次关节血肿等；⑤家族中具有类似出血性疾病患者有助于遗传病的诊断，但阴性不能排除，如血友病、遗传性血小板功能障碍性疾病等；⑥药物暴露史、严重脏器疾病、DIC 和骨关节异常等相关病史，有助于了解出血性疾病病因。

(二)体格检查

详细进行全身体格检查，注意出血部位，如皮肤、黏膜或内脏；出血程度及性质，如皮肤瘀点、瘀斑、血肿、关节腔血肿及伤口渗血等；局部出血还是全身出血；是否存在发热、乏力、贫血、肝脾及淋巴结肿大等伴随症状。

(三)辅助检查

1. 血常规和血涂片　是儿童出血性疾病的初筛检查，如血涂片发现原始幼稚细胞增多，应首先考虑白血病；血小板减少常提示血小板减少所致出血，如同时伴有红细胞、粒细胞、网织红细胞减低，可能是再生障碍性贫血；当伴有贫血，且贫血程度与临床失血程度不一致时，应结合临床表现考虑噬血细胞综合征等。血涂片可确认血细胞有无形态、数量异常，通过观察血细胞体积和形态有助于鉴别遗传病，为临床诊断提供重要线索。

2. 出血时间（bleeding time，BT）　刺破皮肤毛细血管后，血液自然流出到自然停止的时间，主要受血小板数量和质量、血管壁通透性和脆性、抗血小板聚集性药物的影响。

3. 凝血检测　①凝血酶原时间（PT）反映外源性和共同途径凝血因子活性，包括 I、II、V、VII 和 X 因子，尤其对 VII 因子缺乏最敏感，PT 为临床监测和指导抗凝药物最常用的指标。②活化部分凝血活酶时间（APTT）包括 I、II、V、VIII、IX、X、XI 和 XII 因子，以及激肽释放酶原和激肽酶原，

Ⅶ和ⅩⅢ因子缺乏时不延长。延长见于各种内源性凝血因子缺乏或抗凝血素增加,缩短见于DIC高凝状态的早期阶段。③凝血酶时间(TT)指在血浆标本中加入凝血酶后于37℃孵育至血液凝固的时间,直接消除了凝血酶生成所涉及的各种因素影响,因此TT延长表明存在凝血酶抑制物、纤维蛋白缺乏或结构异常,或ⅩⅢ因子缺乏导致纤维蛋白聚合障碍。④凝血时间(CT)延长可见于内源性凝血系统各个阶段的凝血因子缺陷,除先天性因素外,还可见于纤溶亢进、SLE、严重肝损害等后天性疾病。⑤纤维蛋白原降解产物增高见于原发性纤溶亢进、恶性肿瘤、使用溶栓治疗等。

4.凝血因子及纤溶系统因子活性测定 通过凝血因子活性检测,可明确何种凝血因子缺乏。纤溶亢进时纤维蛋白降解产物(FDP)增多;DIC时硫酸鱼精蛋白副凝试验(3P试验)阳性;纤溶亢进时血浆纤维蛋白原消耗及降解增多,可导致其明显减低。

5.骨髓象检查 可反映骨髓中细胞形态与数量,用于发热、贫血、出血、肝脾大等的诊断和鉴别诊断。

6.特殊检查 血小板相关抗体,包括PAIgG、PAIgM、PAIgA、PA-C3及PA-C4等,可辅助鉴别ITP、SLE、伊文思(Evans)综合征、药物性免疫性血小板减少性紫癜等;血小板寿命测定,在血小板破坏及消耗性疾病中,血小板寿命缩短,ITP、DIC、血栓性血小板减少性紫癜等;血小板功能测定,包括血小板黏附试验、血小板聚集试验、血小板释放试验、血浆血栓烷A2水平的检测等。

(四)诊断思路

出血性疾病是由于先天性或获得性止血机制异常所致的以自发性出血或轻微外伤后过度出血或出血不止为特征的一组疾病的总称。正常的止血机制包括完整的血管壁系统及其正常功能,正常的血小板数量及质量,凝血、抗凝血功能的动态平衡。任何因素的先天性或获得性异常均可引起机体止血机制障碍,导致出血性疾病。

1.明确是否为血管出血性疾病 束臂试验阳性,而出血时间和血小板计数正常见于遗传性毛细血管扩张症、过敏性紫癜、感染性紫癜等,可依据伴随症状和家族史予以鉴别。

2.明确是否为血小板异常所致出血性疾病 血小板质或量或功能异常均会表现皮肤黏膜的瘀点、瘀斑,甚至脏器出血，一般 PLT$<50\times10^9$/L 即可发生出血。首先应排除药物因素，注重临床表现和白细胞及红细胞数量与形态异常，明确致血小板减少的基础疾病；进一步鉴别先天性或获得性血小板减少，还是血小板功能异常。PT、APTT 和 TT 正常，伴血小板减少，着重考虑遗传性或获得性血小板减少症，后者更常见；血小板数量正常，如具有明确出血症状时，应重点考虑血小板功能障碍性疾病。

3. 出血的临床特征　止血机制不同环节异常所致的出血性疾病往往具有不同的临床出血特征，有助于判断出血性疾病类型。出血性疾病临床出血体征比较见表 34-1。

表 34-1　出血性疾病临床出血体征比较

	出血部位	出血点	瘀斑	血肿	鼻出血	延迟性出血	外伤诱因
血管和血小板因素	多为皮肤、黏膜出血	常见，典型出血性皮疹	常见，多为多发性小瘀斑	少见	常见	很少	可无
凝血障碍性疾病	软组织、深部肌肉和关节	少见	也可见，但多为外伤部位单个大瘀斑	常见，典型出血表现	少见	常见	往往有

4. 凝血功能评估　见图 34-2。

5. 具体疾病分类

（1）血管异常：①先天性，如遗传性出血性毛细血管扩张症、埃勒斯-当洛（Ehlers-Danlos）综合征等；②获得性，主要包括感染性紫癜、药物性紫癜、机械性紫癜、代谢性紫癜、过敏性紫癜等，还有原因不明的血管性紫癜。

（2）血小板异常：①血小板数量异常，如血小板减少性紫癜、血小板增多症；②血小板功能异常，遗传性血小板功能缺陷，如巨血小板综合征（Bernard-Soulier 综合征）、血小板 GPIa 缺乏症、血小板无力症等；获得性血小板功能缺陷，如尿毒症、骨髓增生性疾病、药物引起的血小板功能障碍（如阿司匹林、吲哚美辛、布洛芬等非类固醇抗炎药）、异常蛋白血症等。

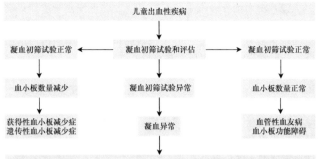

(1) PT↑，APTT、TT正常：提示凝血因子Ⅶ缺乏、维生素K缺乏早期阶段、肝脏疾病的可能
(2) PT、TT正常，APTT↑：提示内源性凝血因子缺乏（Ⅷ、Ⅸ、Ⅺ）、血管性血友病因子缺乏伴Ⅷ因子活性降低、存在抗凝物质或上述凝血因子抑制物的可能
(3) PT、APTT正常，TT↑：提示凝血酶抑制物、纤维蛋白原缺乏或结构异常，凝血因子Ⅷ缺乏
(4) PT、APTT↑，TT正常：提示共同途径凝血因子（Ⅱ、Ⅴ和Ⅹ）缺乏、维生素K缺乏、严重肝脏疾病、大量库存血输注、口服抗凝药物的可能
(5) PT正常，APTT、TT↑：提示肝素过量、DIC、重型低（异常）纤维蛋白原症

图 34-2　凝血功能评估

（3）凝血异常：包括凝血因子减少、缺乏或结构异常。①先天性，如血友病、纤维蛋白病、凝血酶原缺乏症、因子Ⅴ缺乏、因子Ⅶ缺乏或异常因子Ⅶ血症、因子Ⅹ缺乏或异常Ⅹ血症、因子Ⅺ缺乏、因子Ⅻ缺乏、因子Ⅷ缺乏、血管性血友病。②获得性，维生素K依赖的凝血因子缺乏症，如新生儿出血症、维生素K吸收障碍、双香豆素类药物等；严重肝脏疾病引起的凝血因子及纤维蛋白原缺乏、疾病导致破坏或消耗增多（如DIC）、大量库存血输注（如凝血因子Ⅴ缺乏）、其他（如多发性骨髓瘤等）。

（4）抗凝及纤溶异常：①遗传性纤溶亢进，如遗传性 α_2 纤溶酶抑制物缺乏症、先天性纤溶酶原激活物抑制物 PAI-1 缺乏症。②获得性纤溶亢进，大量纤溶酶原激活剂释放入血液，如组织受损、溶栓剂应用、急性早幼粒细胞白血病、肿瘤转移、体外循环、DIC 等。

6. 儿童出血性疾病的治疗

（1）病因治疗：主要用于获得性出血性疾病，积极去除病因，如控制感染，改善肝脏功能等；避免接触导致出血加重的物质，包括药物，如阿司匹林、吲哚美辛、布洛芬等；对于白血病化疗、骨髓移植等。

（2）止血治疗：维生素 C 有助于改善毛细血管脆性；维生素 P 可以改善毛细血管通透性，常用的药物有芦丁片；血管加压素具有收缩血管，减少出血的作用，对于遗传性出血性毛细血管扩张症的出血，具有良好的效果。

（3）免疫抑制剂：如糖皮质激素，在过敏性紫癜中，应用可以改善毛细血管通透性。在免疫性血小板减少性紫癜中，其作用为抑制抗原抗体反应，封闭巨噬细胞 Fc 受体，减少巨噬细胞对致敏血小板的吞噬作用。其他如环磷酰胺、长春新碱等可阻断免疫反应、减少抗体的形成；环孢素对少数免疫性血小板减少性紫癜也有效。

（4）促血小板生成素：作为血小板减少症的治疗药物，特别是那些因化疗和放疗而导致的血小板减少症。

（5）输注血小板：适用于各种原因引起的严重血小板减少，指征：血小板 $\leqslant 20 \sim 10^9/L$，伴有明显出血者。

（6）替代治疗：①冷沉淀内含凝血因子 Ⅷ、凝血因子 ⅩⅢ、少量凝血因子 Ⅱ、Ⅴ、Ⅸ 及纤维蛋白原；②凝血因子 Ⅷ 制剂主要用于血友病 A 的防治；③凝血因子 Ⅸ 制剂主要用于血友病 B 的防治；④凝血酶原复合物主要用于凝血酶原缺乏症、肝病凝血物质合成不足、维生素 K 缺乏等；⑤纤维蛋白原用于纤维蛋白原缺乏症。

（7）手术治疗：如脾切除、血肿清除等。

第三十五章 急性中毒

一、思维导图

急性中毒诊断思维导图见图 35-1。

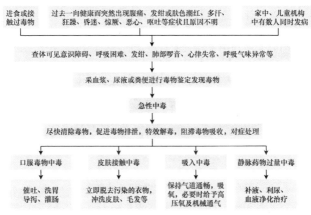

图 35-1 急性中毒诊断思维导图

二、诊断流程

（一）病史采集

病史询问需尽可能详细，意识不清或无表述能力的小年龄患儿可向监护人、朋友或事件发生时的在场人员询问。药物中毒时采集病史内容包括药品的商品名或化学名、误服数量、服药时间及服药至就诊期间患儿的意识状态变化和其他相关的临床表现。药物中毒应保留盛放药物的容器，以便进一步监测病情。有毒气体中毒或接触中毒，应询问暴露时间及在场其他人员情况。在病史的询问中，应详细记录发病经过，发病前饮食内容、生活情况、活动范围、家长职业、环境中有无毒品，特别是杀虫剂、鼠药，家中有无常备药物，经常接触的人群，同伴是否同时患病等。

急性中毒的临床症状与体征常无特异性，首发症状多为腹痛、腹泻、呕吐、惊厥或昏迷，严重者可出现多脏器功能衰竭。

（二）体格检查

应该仔细进行全身查体，在治疗过程中要做到边治疗边评估。

（1）接诊患儿后迅速评估气道、呼吸、循环、反应（是否有惊厥发作、意识状态、瞳孔的大小和反射）等。

（2）迅速检查口腔及衣物，看是否存在药物残渣或剩余毒物。

（3）关注与中毒相关的有意义的特征，包括呼气、呕吐物及与某种物质相关的特殊气味，出汗情况，皮肤色泽，呼吸状态、心律失常等。常见中毒的特征性症状和体征见表35-1。

表35-1　常见中毒的特征性症状和体征

症状和体征		常见中毒种类
神经系统	惊厥	中枢兴奋剂、异丙嗪、氨茶碱、氰化物、有机磷等
	昏迷	中枢抑制剂、一氧化碳、二氧化碳及引起惊厥药物中毒的中晚期等
	幻视、幻听	阿托品类、氯丙嗪、异丙嗪、乙醇、樟脑、大麻等
呼吸系统	呼吸困难	一氧化碳、氰化物、亚硝酸盐、有机磷、硫化氢等
	呼吸缓慢	安眠剂、镇静剂、乙醇、氰化物、一氧化碳、钡等
	呼吸急促	颠茄类、咖啡因等
循环系统	心动过速	肾上腺素、颠茄类、麻黄碱、β_2受体激动剂等
	心动过缓	洋地黄、毒覃、利血平、奎宁等
	心律失常	洋地黄、阿奇霉素、夹竹桃、奎宁等
泌尿系统	少尿、无尿	四氯化碳、乙二醇、甲醇、鹅膏覃碱、草酸盐等
皮肤、黏膜	皮肤潮红	阿托品、血管扩张药、阿司匹林、组胺、摇头丸、茶碱、止咳药等
	皮肤蓝紫	高铁血红蛋白血症、亚硝酸盐类、磺胺类等
	皮肤发绀	亚硝酸盐、二氧化碳等
	黄疸	毒覃、无机磷、磷化锌、引起溶血及肝损害的药物等

（三）毒源调查及辅助检查

现场检查需注意患儿周围是否留有剩余毒物，如是否有敞开的药瓶或散落的药片、可疑的食物等，尽可能保留患儿的饮食、用具，以备鉴定。仔细查找呕吐物、胃液或粪便中有无毒物残渣；若症状符合某种中毒，而问不出中毒史时，可试用该种中毒的特效解毒剂作为诊断性治疗。有条件时应采集患儿的呕吐物、尿、血、粪便或可疑的含毒物品进行毒物鉴定，这是诊断中毒的最可靠方法。

（四）诊断思路

儿童中毒是常见的临床问题，也是儿科急诊和重症监护室中的常见疾病。食物、药物、清洁剂、杀虫剂、有毒气体的吸入都可引起中毒，其中误服中毒最常见，多见于5岁以下儿童，家庭监管不力是造成误服中毒最重要的原因，鼠药、一氧化碳中毒在偏远农村地区仍不少见。自杀、药物滥用，如乙醇、兴奋剂、抗抑郁药及致幻剂则常发生在青少年。药物过量导致的医源性中毒也较常见，如地高辛、茶碱、抗惊厥等药物。中毒的临床表现及后果的严重性取决于毒物的种类、摄入的剂量及开始干预的时间，不能早期识别或处理不当会造成严重后果。

一些有明确的服药史及毒物摄入史的病例，诊断并不困难，但对于接触毒物并不明确的患儿应在详细询问病史、仔细查体过程中获得线索。对于一些年龄＜5岁的儿童，特别是有急剧恶化的呼吸窘迫、休克、心律失常、行为动作失常（共济失调、肌张力障碍）、惊厥、意识障碍、严重的消化道及皮肤症状，可能的中毒因素都要考虑。若症状符合某种中毒，而问不出中毒史时，可试用该种中毒的特效解毒剂作为诊断性治疗。治疗初始应快速识别威胁生命的情况，急救的方式与其他危重患儿相似。常见毒物特效解毒剂见表35-2。

表 35-2　常见毒物特效解毒剂

常见毒物	特效解毒剂
阿片类、麻醉剂、镇痛剂	纳洛酮
苯二氮䓬类药物	氟马西尼
莨菪类药物	毒扁豆碱、催醒宁
有机磷化合物	阿托品、苯那辛、东莨菪碱

常见毒物	特效解毒剂
抗凝血类杀鼠剂	维生素 K_1
有机磷化合物	氯解磷定、碘解磷定、双复定
砷、汞、锑	二巯丁二钠、二巯丙磺钠
铅、铜、镉、钴等	依地酸钙钠、喷替酸钙钠
铊	普鲁士蓝（亚铁氰化铁）
铁剂	去铁胺
亚硝酸钠、苯胺等	亚甲蓝（美蓝）
肼类（异烟肼）	维生素 B_6
氰化物	亚硝酸钠、亚硝酸异戊酯、硫代硫酸钠
甲醇	乙醇
对乙酰氨基酚（扑热息痛）	乙酰半胱氨酸
有机氟农药	乙酰胺
一氧化碳	氧（高压氧）
地高辛类药物	特异性地高辛抗体片段
肉毒、蛇毒、蜘蛛毒等	各种抗毒血清

（五）治疗原则

儿童急性中毒治疗的关键是快速识别威胁生命的情况，尽快清除毒物并阻滞其吸收，促进吸收入血毒物的排出，及时应用解毒剂、对症治疗和器官功能支持。

第三十六章 腹　痛

一、思维流程

腹痛诊断思维导图见图 36-1。

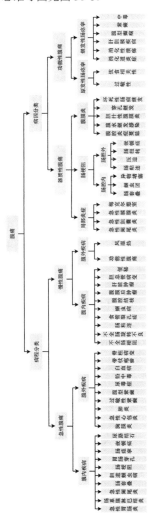

图 36-1　腹痛诊断思维导图

二、诊断流程

(一) 病史采集

1. 基本信息 腹痛可发生在任何年龄，各年龄段的病因差异较大，在采集病史时，首先应关注年龄、性别及喂养方式，腹痛与进食的关系等；有无腹部手术或外伤史；腹痛起病的急慢、剧烈程度；特别要注意鉴别外科急腹症，避免延误病情。

2. 判断是否为真性腹痛 腹痛是一种描述性症状，小年龄段儿童对腹痛的定义理解不完全，其表述不能真正反映病情，如婴幼儿往往以哭闹来表述身体的不适。但当饥饿、冷热、心情不好等状态下均会哭闹，如果给予食物、抱起后即刻停止哭闹，可排除腹痛。如若伴有面色、呼吸的改变，坐卧不宁，强迫体位，可能是真性腹痛。较年长儿童在诉说腹痛时面部表情、精神、活动及饮食未受影响的，可能是假性腹痛。

3. 腹痛性质 隐痛常见于胃炎、十二指肠炎等；有规律的剑突下疼痛考虑消化性溃疡；间歇性腹痛、反复发作、脐周痛考虑肠痉挛；阵发性绞痛多见于肠管、胆管、输尿管等痉挛或梗阻，如伴有压痛和腹肌紧张，见于急性胆囊炎、肠套叠等；持续性钝痛多由于肝、肾、腹膜等炎症肿胀引起器官被膜牵扯；持续性腹痛伴压痛多为腹腔脏器炎症，如伴有腹肌紧张、剧痛，常见于急性腹膜炎、急性胰腺炎、穿孔等；上腹阵发性剧痛见于胆道蛔虫病；放射痛多见于肝胆及泌尿系统疾病。

4. 腹痛部位 右上腹痛常见于肝、胆道病变等；左上腹痛常见于胰腺、脾病变等；中上腹痛常见于消化性溃疡、膈疝、心包炎、胆道蛔虫病等；脐周痛常见于胃肠炎、蛔虫病、肠痉挛、过敏性紫癜等；右下腹痛常见于急性阑尾炎、结肠炎、右侧输尿管结石等；左下腹痛常见于便秘、痢疾、乙状结肠扭转等；全腹痛多见于肠穿孔、腹膜炎、腹型癫痫等。

5. 伴随症状 持续性腹痛，阵发性加重，伴呕吐、腹泻，精神状态差，全腹压痛、反跳痛，提示肠坏死、腹膜炎；腹痛伴腹泻、腹胀，偶有呕吐，肠鸣音亢进，提示消化不良；伴有呕吐、面颊潮红、双下肢蜷曲、哭闹、压痛，提示肠痉挛；伴有营养不良、消瘦、贫血等症状，提示肠道蛔虫症；伴有排便异常、食欲下降、口臭等，提示便秘；伴有腹胀、频繁腹泻、吐奶，提示乳糖不耐受；伴有发热、恶心、呕吐、精神萎靡、食欲差，提示阑尾炎；伴有恶心、呕吐、腹胀、果酱样血便，提示肠套叠。

（二）体格检查

腹部检查是儿童腹痛的关键，也是难点，尤其对哭闹、查体不配合的患儿。检查前应排便、排尿，动作要柔和，按视、听、叩、触的顺序进行查体。腹部检查的目的是发现阳性体征，包括腹肌紧张、压痛、反跳痛、肿物、胃肠型、肠鸣音、移动性浊音等。

（三）辅助检查

血、尿、大便常规对感染性疾病的诊断有帮助；腹部立位 X 线检查能明确肠穿孔、肠梗阻等；胃肠造影有助于溃疡、憩室等的诊断；超声检查可明确肝胆疾病、泌尿系结石、腹腔肿块、肠系膜淋巴结肿大等；消化道内镜检查可明确溃疡、息肉、炎症性肠病等；CT 和 MRI 检查有助于腹腔肿块、腹膜后肿物、结石等疾病的诊断。

（四）诊断思路

腹痛是儿科常见的临床症状，也是小儿急诊最常见的原因之一。腹痛可发生在新生儿至成人期各个年龄段，不同年龄间有各自不同的特点。小儿腹痛按病程分为急性腹痛和慢性腹痛，按病因分为功能性腹痛和器质性腹痛。功能性腹痛呈间歇性、泛化性、非固定性，腹软，无固定的压痛、胃肠型，发作间歇可正常活动和饮食。器质性腹痛呈持续性、局限性、固定性，腹肌紧张，腹部有固定压痛点、肿物或胃肠型。

引起腹痛的原因较复杂，同一疾病在不同的患儿可以表现不同的腹痛，不同的疾病也可表现类似的腹痛。外科相关的急腹症往往病情凶险，需要尽快手术治疗，延误诊治会有生命危险。小儿急性腹痛的诊断步骤见图 36-2。

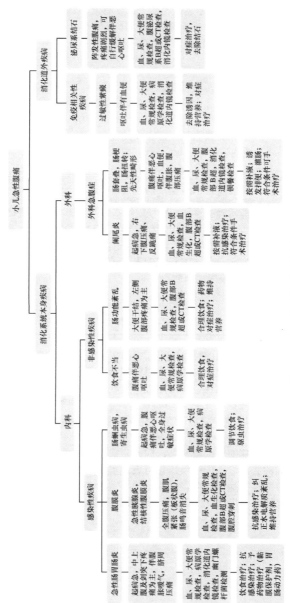

图 36-2 小儿急性腹痛诊断步骤

第三十七章　皮　疹

一、思维导图

皮疹诊断思维导图见图 37-1。

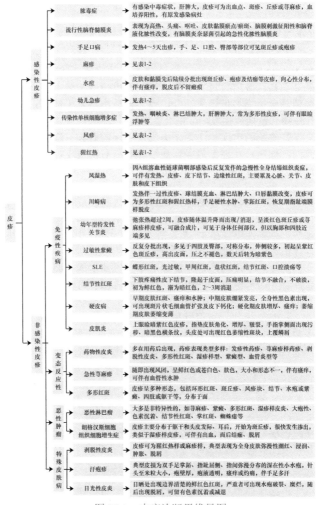

图 37-1　皮疹诊断思维导图

二、诊断流程

皮疹是儿科常见体征之一，其种类多样、原因复杂，是某些疾病临床诊断的重要依据，一般分为感染性和非感染性因素两大类。同种皮疹可见于不同疾病，同一疾病可同时出现数种不同类型的皮疹，因此应结合患儿病史、临床表现、体征等综合判断。

（一）病史采集

1.发病年龄 小儿出疹性疾病有年龄特征。病毒感染多见于年幼儿，特别是出疹性传染病，如麻疹、风疹、水痘、幼儿急疹、肠道病毒感染等。细菌性出疹性疾病中，金黄色葡萄球菌感染多见于年幼儿，而先天性梅毒见于婴儿。过敏性皮疹，包括药物疹，可见于各年龄段儿童。

2.皮疹的出现 注意采集皮疹出现的时间、次数、持续时间。如风疹、猩红热多在病后24h左右出现皮疹，水痘则在第2~3天，麻疹、幼儿急疹则在3~5天。出疹无规律者，可为肠道病毒感染、金黄色葡萄球菌感染、先天性梅毒、结缔组织病、湿疹、过敏性皮疹、药物疹等。反复或分批出现皮疹，多见于水痘、过敏性皮疹、结缔组织病、湿疹、药物疹等。感染性皮疹在3~5天消失，极少超过1周者。非感染性皮疹可反复出现，持续时间较久。

3.发热 皮疹是否伴发热对鉴别诊断极为重要。伴发热者，首先应考虑感染性疾病。过敏性皮疹也可伴发热，时间不长。

4.伴随症状 病毒感染时，可见呼吸道和消化道症状，少数可见神经系统表现。心血管症状可见于肠道病毒感染、传染性单核细胞增多症、麻疹、猩红热等。关节痛或关节炎可见于细菌感染引起的毒血症、病毒感染所致反应性关节炎。关节症状是结缔组织病常见的表现。

5.其他 考虑为出疹性传染病时，应注意有无传染源，可能的传染途径，患儿是否为易感儿。了解用药情况，以排除药物疹。病程的长短应加以注意，感染性疾病多数病程短，非感染性疾病病程长。

（二）体格检查

1.体格检查 体查皮疹四个要点，即外观、颜色、结构和分布。

2. 儿童常见皮损特点

（1）斑疹：皮肤黏膜的局限性颜色变化，皮损与周围皮肤平齐，不隆起，也不凹陷。大小不一，形状不规则。可分为红斑、出血斑、色素。红斑是局部皮肤真皮毛细血管扩张、充血所致，压之可褪色。它可以是炎症性的，如日光晒伤后出现的红斑，也可以是非炎症性的，如微静脉畸形（鲜红斑痣）。出血斑是皮肤局部出血或红细胞外渗所致，呈紫红色，压之不褪色，小的称为瘀点，大的称为瘀斑。色素斑可以是色素沉着斑如咖啡斑，也可以是色素减退斑，如白色糠疹、花斑癣后，或色素脱失斑，如白癜风所致。

（2）丘疹：为局限性、实质性、高出皮面的浅表损害，直径一般<1.0cm。介于斑疹与丘疹之间，稍隆起皮面的损害称为斑丘疹。丘疹顶端有水疱称为丘疱疹。儿童丘疹样荨麻疹常见。

（3）风团：为隆起皮肤表面、暂时性、局限性水肿隆起，常突然发生，迅速消退，不留任何痕迹。风团大小不一，形状不定，发作时伴有剧痒。最常见于荨麻疹，也可见于过敏性紫癜早期、疱疹样皮炎和大疱性类天疱疮，偶见于朗格汉斯细胞组织细胞增生症及肥大细胞增生症等。

（4）结节：为局限性、实质性的深在性损害。结节可隆出皮肤表面，如结节性红斑、结节性黄瘤。皮下结节常见于脂肪组织的脂肪瘤和结节性红斑。

（5）水疱和大疱：为内有腔隙、含有液体、高出皮面的损害。直径<0.5cm的称为水疱，≥0.5cm的称为大疱。水疱可发生在角层下，如白痱；表皮内，如单纯疱疹、水痘和天疱疮等；或表皮下，如大疱性类天疱疮、多形红斑等。

（6）囊肿：为内含液体或半固体的囊样损害，囊肿一般位于真皮内或皮下，呈圆形或椭圆形稍隆起皮面，如囊肿性痤疮。

（7）溃疡：为皮肤或黏膜深层真皮或皮下组织的局限性缺损。溃疡大小不一，表面有脓液、浆液或血液，基底可有坏死组织，愈后留有瘢痕。

3. 全面检查，谨防疏漏　不能只检查重点而忽视全身体格检查，否则会出现先入为主的误区。出疹性疾病对体征而言，没有重点，可涉及全身各个方面，各系统的体征均为鉴别诊断的依据。

（三）辅助检查

1. 常规检查

（1）血常规：外周血白细胞总数及中性粒细胞计数增多，见于细菌感染；总数低伴淋巴细胞增高见于病毒感染；全血细胞减少可见于系统性红斑狼疮。

（2）类风湿因子、ESR、ASO、肌电图等对结缔组织病诊断有价值。

（3）必要时行心电图、心脏 X 线检查、肝功能检查、尿常规、肾功能检查、骨骼 X 线检查等。

2. 特异性检查

（1）病原学检查：细菌感染做血培养；病毒感染做抗体、抗原测定；斑疹伤寒、恙虫病时可作外斐反应、补体结合试验；钩端螺旋体病可用暗视野、镀银染色法、荧光抗体法、酶染色等方法直接找病原体，也可做血清学检查。

（2）自身抗体检查：系统性红斑狼疮查狼疮细胞、自身抗体全项等检查。

（3）皮肤肌肉活检：考虑皮肌炎时可以进行该检查。

（4）骨髓细胞学检查有助于判断血液系统疾病。

（四）诊断思路

依据皮疹的形态、分布、与发热出现的时间顺序，以及其他伴随症状等，结合病史、体检和实验室检查综合分析，将症状相似的疾病进行鉴别，做出正确诊断。

（1）皮疹的特征对于出疹性疾病的诊断和鉴别诊断十分重要，应注意皮疹的类型、形态、大小、色泽、数目、边界、分布和出疹顺序，以及皮疹的演变和发展、皮疹消退后是否伴有色素沉着和有无脱屑。

（2）注意皮疹与发热的关系：发热后多长时间出现皮疹，疹出热更高还是热退疹出。

（3）皮疹与季节和年龄的关系：一般肠道病毒感染常好发于秋冬季，呼吸道病毒好发于冬春季。

（4）病史询问：既往药物或食物过敏史，传染病接触史和预防接种史，出疹前的药物或其他可疑变应原接触史。

第三十八章　肝　脾　大

一、思维导图

肝脾大诊断思维导图见图 38-1。

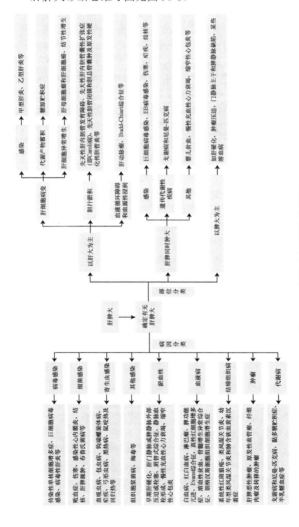

图 38-1　肝脾大诊断思维导图

二、诊断流程

（一）病史采集

针对小儿肝脾大相关疾病的特点，问诊时也应有所侧重，要点如下：

1. 发病年龄 不同年龄组，其肝脾大的病因不同。

2. 传染病接触史和流行病学史 有无旅居疫区史、有无传染病接触史，对地方病、传染病及寄生虫病可提供重要线索。如在内蒙古、西藏、四川等牧区（包虫病流行区）应询问是否有与牲口接触史，或吞食被狗粪污染的水和生菜史。有无病毒性肝炎、结核病接触史。

3. 起病急缓及病程长短 细菌性、病毒性所致的急性感染性肝脾大，多起病急骤，病程较短。慢性感染、遗传代谢性疾病者起病缓慢且病程迁延。血液病所致的肝脾大多病程较长；恶性肿瘤则有迅速发展的倾向。

4. 注意有无化学药物及中毒史，有无家族史 询问双亲及兄弟、姐妹的健康状况与疾病情况，特别是询问是否患有同样的疾病，有无与遗传代谢有关的疾病，如遗传性球形红细胞增多症、珠蛋白生成障碍性贫血等。

5. 伴随症状 肝脾大相关性疾病除有肝和（或）脾大外，根据病因或病情不同，可有发热、贫血、黄疸、腹痛、呕血、便血、咳嗽、咯血、关节痛及神经精神症状等。

（二）体格检查

对于肝脾大的患儿，应进行系统全面的全身体格检查，不遗漏重要的阳性体征，保证肝脾大病因诊断的准确性。体格检查要点如下：

（1）评估患儿生长发育、营养状况，有无精神异常，皮肤黏膜有无黄染、皮疹，有无眼球突出、颅骨缺损，是否伴有淋巴结肿大等。

（2）明确肝脾是否肿大，判断肝大应结合年龄因素，年龄越小，肝相对越大；且应排除能使肝脏下移的因素。

（3）明确是肝大还是脾大，还是均肿大，并注意其大小、质地、表面状态和边缘、压痛、搏动、肝区摩擦感、肝震颤等。必须仔细检查，认真查体，综合判断其临床意义。

（三）辅助检查

1. 常规检查

（1）血、尿、大便常规检查。

（2）血生化检查：肝功能、肾功能、血清离子、血脂、心肌酶、外周血涂片、血培养等检查。

2. 特殊检查

（1）肝炎病毒抗原抗体检查：目前已知的具有传染性的肝炎病毒有甲、乙、丙、丁、戊五型。

（2）伤寒和副伤寒沙门菌免疫测定。

（3）布氏杆菌病凝集试验。

（4）巨细胞病毒抗体和 DNA 测定。

（5）嗜异性凝集试验。

（6）梅毒螺旋体抗体测定。

（7）外斐反应。

（8）钩端螺旋体抗体测定。

（9）肿瘤标志物检测。

（10）自身免疫抗体检测。

（11）病原学检查：包括细菌、病毒、真菌、寄生虫和其他病原体。

（12）溶血性贫血的有关检查：红细胞渗透脆性试验、温孵育后渗透脆性试验、库姆斯试验、血红蛋白电泳检测。

（13）骨髓穿刺及活体组织检查。

3. 影像学检查

（1）超声检查。

（2）放射性核素检查。

（3）X 线检查。

（4）CT 扫描和 MRI。

（四）诊断思路

（1）首先确定有无肝脾大：由于小儿的正常解剖生理特点，年龄越小，肝脏相对越大。各年龄组小儿右侧锁骨中线处肋下可扪及肝脏，其正常值：新生儿 2.5cm，婴儿 2.0cm，幼儿 1.5cm，学前儿童 1.0cm，学龄儿童 0.5cm。正常的肝脏质地柔软。凡有质地变坚，多为病理体征。婴幼儿有时也可在左侧肋下扪及脾脏，最大不超过 1cm，正常质地柔软。如果因伴有腹水等情况时，肝脾大不易查出，可借助超声、CT 或 MRI 等影像学检查。

（2）纵向比较病史和体检结果来确定肝脾大发生的顺序，根据发病机制的不同，结合病史、体征、实验室检查结果综合分析。

（3）横向分析肝脾大的病因，判断是感染性还是非感染性，综合全身临床表现、体格检查及相关辅助检查结果做出综合判断。

第三十九章 昏　　迷

一、思维导图

昏迷诊断思维导图见图39-1。

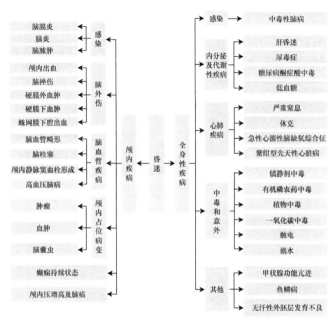

图 39-1　昏迷诊断思维导图

二、诊断流程

(一) 病史采集

昏迷患儿病情危急，接诊时应首先注意有无呼吸道阻塞、外伤出血、休克和脑疝等，待生命体征相对平稳后，再向家属或陪诊人员详细采集病史。询问昏迷发生的缓急、持续时间及发作过程，注意发作有无明显季节性；有无发热、头痛、呕吐等伴随症状；有无脑外伤史；了解患儿有无用药史、化学毒物接触或误服史。

(二) 体格检查

首先完善面色、体温、呼吸、心率、血压、肌张力、皮疹和瘀点等一般生命体征检查并快速评估病情严重程度，其次进行全面系统的体格检查，协助诊断及鉴别诊断。

高热往往提示感染性或炎症性疾患可能，低体温要考虑到严重感染、休克、甲状腺功能低下或低血糖等；注意呼吸的频率、节律和深度，糖尿病酮症酸中毒呼吸深而快，休克、心肺疾病或药物中毒呼吸浅而速，代谢性疾病会出现呼吸暂停和深而快节律交替，延髓及以下部位病变伴有失调性不规则呼吸；脉搏不齐提示心律不齐，心动过缓要除外房室传导阻滞或阿-斯综合征的可能，脉搏微弱又增快注意休克或内出血；血压过高提示高血压脑病或颅压增高可能，过低见于脱水、休克、安眠药中毒、糖尿病昏迷等。

（三）辅助检查

血、尿、大便常规、血糖、血电解质、肝肾功能、血气分析、心电图等常规检查；影像学检查（如头颅 CT、MRI）可鉴别颅内病变；脑电图可判断脑功能状态、病变部位，协助诊断、评估预后；腰穿脑脊液检查有助于病因诊断及鉴别诊断。

（四）诊断思路

昏迷是最严重的意识障碍，是各种病因导致的中枢神经系统的极度抑制状态，包括觉醒障碍和意识障碍，是大脑衰竭的主要表现。昏迷表现为意识持续的中断或完全丧失，对外界刺激无反应，并有运动感觉和反射功能障碍，是儿科急诊的一种常见的神经系统症状，病因复杂，病情危重，病死率高，需要做出及时准确的判断和处理以改善预后。

根据意识累及深度，可将昏迷分为浅、中和深昏迷。

1. 浅昏迷　仍有较少的无意识自发动作。对周围事物及声、光等刺激全无反应，对强烈刺激，如疼痛刺激，可有回避动作及痛苦表情，但不能觉醒。吞咽反射、咳嗽反射、角膜反射及瞳孔对光反射仍然存在。生命体征无明显改变。

2. 中昏迷　对外界的正常刺激均无反应，自发动作很少。对强刺激的防御反射、角膜反射和瞳孔对光反射减弱，大小便潴留或失禁，此时生命体征已有改变。

3. 深昏迷　对外界任何刺激均无反应，全身肌肉松弛，无任何自主运动。眼球固定、瞳孔散大、各种反射消失，大小便多失禁。生命体征已有明显改变，呼吸不规则，血压或有下降。

4. 脑死亡 包括脑干在内的全脑功能丧失且不可逆转的状态，即死亡。

儿童采用改良格拉斯哥（Glasgow）昏迷量表进行评估（表39-1），量表最高分15分，13～14分提示轻度脑功能损害，9～12分提示中度脑功能损害，8分及以下表示重度脑功能损害。

表 39-1　改良 Glasgow 昏迷量表

功能测定			评分
睁眼	≥1 岁	<1 岁	
	自发	自发	4
	语言刺激时	声音刺激时	3
	疼痛刺激时	疼痛刺激时	2
	刺激后无反应	刺激后无反应	1
最佳运动反应	≥1 岁	<1 岁	
	服从命令动作	自发	6
	因局部疼痛而动	因局部疼痛而动	5
	因疼痛而屈曲回缩	因疼痛而屈曲回缩	4
	因疼痛而呈屈曲反应（似去皮质强直）	因疼痛而呈屈曲反应（似去皮质强直）	3
	因疼痛而呈伸展反应（似去大脑强直）	因疼痛而呈伸展反应（似去大脑强直）	2
	无运动反应	无运动反应	1
最佳语言反应	≥5 岁	2～5 岁　　0～23 个月	
	能定向说话	适当的单词、短语　　微笑、发声	5
	不能定向	词语不当　　哭闹、可安慰	4
	语言不适	持续哭闹、尖叫　　持续哭闹、尖叫	3
	语言难于理解	呻吟　　呻吟、不安	2
	无说话反应	无反应　　无反应	1

判断昏迷要排除类似昏迷的其他意识障碍，如头晕、晕厥、木僵等状态，更要与癔症性假性昏迷、休克及发作性睡病、闭锁综合征等相鉴别。

参考文献

柏振江, 李莺, 2018. 儿童昏迷急诊诊断与治疗. 中华实用儿科临床杂志, 33(18): 1376-1381.

包新华, 姜玉武, 张月华, 2021. 儿童神经病学. 3版. 北京: 人民卫生出版社.

陈兵, 王荣, 2018. 肾盂肾炎的诊治进展. 临床内科杂志, 35(7): 443-446.

陈丽, 韩玲, 金梅, 等, 2019. 儿童及青少年胸痛的常见原因临床分析. 心肺血管病杂志, 38(6): 620-623, 628.

陈荣华, 赵正言, 刘湘云, 2017. 儿童保健学. 5版. 南京: 江苏凤凰科学技术出版社.

崔云, 史婧奕, 2018. 儿童急性中毒的急诊处理. 中华实用儿科临床杂志, 33(18): 1381-1384.

董琛, 黄志华, 2018. 婴儿胆汁淤积性肝病的诊断及鉴别诊断. 中华实用儿科临床杂志, 33(19): 1441-1447.

封志纯, 2014. 儿童重症医学. 3版. 北京: 军事医学科学出版社.

冯硕, 陈金晓, 郑萍, 等, 2021. 急性脑损伤伴 PSH 患儿的临床特征分析. 中华神经医学杂志, 20(2): 182-187.

郝慧玲, 张改秀, 冯梅, 等, 2021. 肥胖儿童胰岛素抵抗尿酸与代谢综合征发病分析. 中国药物与临床, 21(17): 3019-3021.

何江弘, 杨艺, 夏小雨, 等, 2020. 《2018年版美国意识障碍实践指南》解读. 临床神经外科杂志, 17(1): 4-7.

刘义, 王文辉, 赵武, 2020. 量化脑电图对于 PICU 意识障碍患儿应用价值. 医学理论与实践, 33(2): 197-200.

刘云路, 陈刚, 2017. 药物引起的糖尿病及高血糖症研究进展. 福建医药杂志, 39(5): 1-6.

鲁芳草, 袁红伶, 2022. IgA 肾病发病机制研究进展. 临床肾脏病杂志, 22(2): 166-171.

毛萌, 江帆, 2020. 儿童保健学. 4版. 北京: 人民卫生出版社.

钱素云, 2018. 儿科专科医师规范化培训教材 重症医学分册. 北京: 人民卫生出版社.

乔璐, 刘致中, 2022. 泌尿系统结石治疗方法的研究现状及进展. 内蒙古医学杂志, 54(2): 193-197.

邵肖梅, 叶鸿瑁, 丘小汕, 2019. 实用新生儿学. 5版. 北京: 人民卫生出版社.

舒赛男, 黄志华, 2020. 胆红素代谢及其异常相关疾病. 中国小儿急救医学, 27(7): 481-485.

孙晓琴, 2020. 体躯感觉诱发电位预测儿童严重意识障碍中远期预后的价值及意义. 重庆: 重庆医科大学.

田姣, 龚四堂, 2020. 新生儿黄疸的诊断与鉴别诊断. 中华医学信息导报, 35(8): 18.

万学红, 卢雪峰, 2020. 诊断学. 9版. 北京: 人民卫生出版社.

王朝旭, 张潍平, 2017. 小儿神经源性膀胱药物治疗及现状. 中华实用儿科临床杂志, 32(23): 1833-1835.

王冠怡, 李胜, 李刚, 等, 2022. 高钙尿性肾结石相关遗传性疾病研究进展. 中华泌尿外科杂志, 43(5): 393-396.

王玲, 2020. TCD在脑功能受损危重症患儿脑功能及预后评价中的应用. 现代诊断与治疗, 31(3): 417-419.

王卫平, 孙锟, 常立文, 2018. 儿科学. 9版. 北京: 人民卫生出版社.

王文好, 邓朝晖, 2017. 儿童腹痛192例临床分析. 中国小儿急救医学, 24(6): 474-477.

肖燎原, 张萌, 王谨涵, 等, 2022. 甘肃和青海地区226例部队患者肾脏病临床与病理分析. 东南国防医药, 24(2): 123-127.

徐嘉欣, 殷立平, 2022. 炎症在高血压肾损害中的研究进展. 中国处方药, 20(4): 189-191.

徐君, 叶颖子, 叶丽静, 等, 2022. 儿童不明原因发热357例病因及临床特征分析. 中华儿科杂志, 60(1): 41-45.

杨艺, 何江弘, 徐如祥, 2019. 儿童意识障碍治疗的研究现状及进展. 中华神经医学杂志, 18(6): 644-647.

尹璐, 杜悦, 赵成广, 2021. 以肾静脉血栓为首发症状的特发性膜性肾病1例报告. 中国实用儿科杂志, 36(9): 703-705.

余自华, 李政, 2017. 良性家族性血尿研究进展. 中华实用儿科临床杂志, 32(5): 321-323.

郁晓腾, 2022. 以肉眼血尿为首发表现的2例儿童肾母细胞瘤并血尿原因待查诊断思路复习. 医学理论与实践, 35(3): 468-469.

张宾宾, 温哲, 2019. 儿童肝外门静脉梗阻的外科治疗. 中华肝脏外科手术学电子杂志, 8(5): 392-395.

赵嘉虹, 阚璇, 2022. 儿童咳嗽变异性哮喘发病机制及诊治进展. 国际儿科学杂志, 49(2): 96-99.

赵雪奇, 阎佳佳, 余熠, 等, 2021. 以腹痛为主要表现的儿童自身炎症性疾病2例报告并文献复习. 临床儿科杂志, 39(12): 929-933.

中国高血压防治指南修订委员会, 高血压联盟(中国), 中华医学会心血管病学分会, 等, 2019. 中国高血压防治指南(2018年修订版). 中国心血管杂志, 24(1): 24-56.

中国狼疮肾炎诊断和治疗指南编写组, 2019. 中国狼疮肾炎诊断和治疗指南. 中华医学杂志, 99(44): 3441-3455.

《中华传染病杂志》编辑委员会, 2017. 发热待查诊治专家共识. 中华传染病杂志, 35(11): 641-655.

中华医学会儿科学分会呼吸学组, 2021. 中国儿童咳嗽诊断与治疗临床实践指南. 中华儿科杂志, 59(9): 720-729.

中华医学会儿科学分会肾脏学组, 2017. 紫癜性肾炎诊治循证指南 (2016). 中华儿科杂志, 55(9): 647-651.

中华医学会儿科学分会消化学组, 2017. 食物过敏相关消化道疾病诊断与管理专家共识. 中华儿科杂志, 55(7): 487-492.

中华医学会儿科学分会新生儿学组, 中国医师协会新生儿科医师分会感染专业委员会, 2019. 新生儿败血症诊断及治疗专家共识 (2019 年版). 中华儿科杂志, 57(4): 252-257.

中华医学会神经病学分会神经遗传学组, 2021. 中国肝豆状核变性诊治指南 2021. 中华神经科杂志, 54(4): 310-319.

中华医学会小儿外科分会泌尿外科学组, 2018. 先天性肾盂输尿管交界处梗阻诊疗专家共识. 中华小儿外科杂志, 39(11): 804-810.

中华医学会小儿外科学分会泌尿外科学组, 2022. 儿童肾外伤专家共识. 中华小儿外科杂志, 43(2): 97-102.

周贝丽, 吴华, 2021. 血尿的标准化全科诊疗路径. 医师在线, 11(15): 38-41.

Hu B, Chen TM, Liu SP, et al, 2022. Fever of unknown origin (FUO) in children: a single-centre experience from Beijing, China. BMJ Open, 12(3): e049840.

Marrani E, Maccora I, Giani T, et al, 2018. Joint pain management in children and adolescents. Minerva Pediatr, 70(1): 79-97.

Patti G, Ibba A, Morana G, et al, 2020. Central diabetes insipidus in children: Diagnosis and management. Best Pract Res Clin Endocrinol Metab, 34(5): 101440.

Rohit M, Rajan P, 2020. Approach to Cyanotic Congenital Heart Disease in Children. Indian J Pediatr, 87(5): 372-380.

Rohit M, Shrivastava S, 2018. Acyanotic and cyanotic congenital heart diseases. Indian J Pediatr, 85(6): 454-460.

von Alvensleben JC, 2020. Syncope and Palpitations: A Review. Pediatr Clin North Am, 67(5): 801-810.

Zhao MZ, Ruan QR, Xing MY, et al, 2019. A Diagnostic Tool for Identification of Etiologies of Fever of Unknown Origin in Adult Patients. Curr Med Sci, 39(4): 589-596.